The Science of Sleep

睡眠的科学

［英］希瑟·达沃尔-史密斯◎著　　张若瑾◎译

青岛出版集团 | 青岛出版社

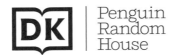

Original Title: The Science of Sleep: Stop Chasing a Good Night's Sleep and Let It Find You
Text copyright © Heather Darwall-Smith, 2021
Artwork copyright © Owen Davey, 2021
A Penguin Random House Company

山东省版权局著作权合同登记号：图字15-2022-71

图书在版编目（CIP）数据

睡眠的科学 / (英) 希瑟·达沃尔-史密斯著；张若瑾译. — 青岛：青岛出版社，2023.1
ISBN 978-7-5736-0304-3

Ⅰ.①睡… Ⅱ.①希… ②张… Ⅲ.①睡眠 – 普及读物 Ⅳ.①R338.63–49

中国版本图书馆CIP数据核字(2022)第097604号

书　　名	SHUIMIAN DE KEXUE **睡 眠 的 科 学**	
著　　者	［英］希瑟·达沃尔–史密斯	
译　　者	张若瑾	
出版发行	青岛出版社	
社　　址	青岛市崂山区海尔路182号（266061）	
本社网址	http://www.qdpub.com	
邮购电话	0532–68068091	
策　　划	周鸿媛　王　宁	
责任编辑	刘百玉	
封面设计	尚世视觉	
制　　版	青岛乐道视觉创意设计有限公司	
印　　刷	北京顶佳世纪印刷有限公司	
出版日期	2023年1月第1版　2024年10月第3次印刷	
开　　本	16开（787毫米×1092毫米）	
印　　张	14	
字　　数	300千	
审 图 号	GS鲁（2022）0113号	
书　　号	ISBN 978-7-5736-0304-3	
定　　价	98.00元	

编校印装质量、盗版监督服务电话　4006532017　0532-68068050

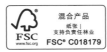

混合产品
纸张｜
支持负责任林业
FSC® C018179

www.dk.com

睡眠的科学

别再苦苦寻求优质睡眠了，让它来找你吧！

——希瑟·达沃尔-史密斯

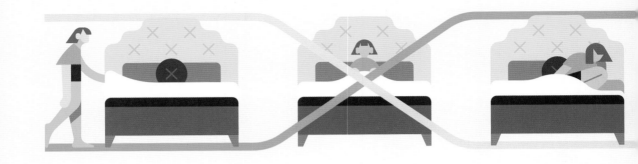

前　言

我特别喜欢睡觉，因为睡觉代表着"放下了一切"。在大多数人看来，睡觉是件自然而然的事，只有当睡眠出现问题时，他们才会重视睡眠。一旦睡眠出现了问题，睡觉就成了无果的努力，越是想要好好睡觉，就越是难以办到。这时，过于追求完美的睡眠往往会适得其反。

作为一名主攻睡眠管理方向的心理治疗师，我的工作就是采用各种疗法帮助人们提高睡眠质量，向人们解释这些方法为什么对睡眠有帮助，以及它们是怎样对睡眠产生效果的。我认为这些方法是每个人都应该了解

的知识，这也是我写这本书的目的。

我知道，人类天生就会睡觉。可是，通过研究所有可能阻碍睡眠的因素，我们就能知道哪些方法可以让睡眠自然而然地到来，也能知道我们需要做些什么来提高睡眠质量。

这本书适合所有想要了解睡眠的人，它能够帮助大家避开与睡眠有关的错误甚至有害的做法。这本书会让大家了解什么是睡眠，睡眠是如何运作的，还会为大家解答几乎所有与睡眠有关的问题。其中，很多问题是我在工作中经常遇到的问题。

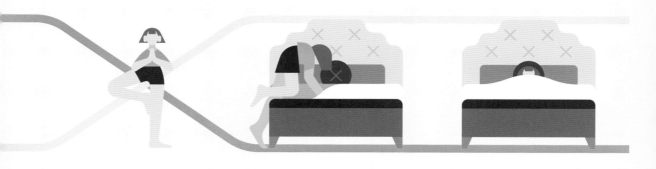

为方便理解，我将本书划分为几个部分来写，包括身心健康、年龄、生活方式、睡眠环境等，基本涵盖了影响睡眠质量和时长的所有因素。

睡眠是一门复杂的科学，几乎与生物学的各个方面有关。在解开睡眠之谜的过程中，科学家们常常会有新的发现。因此，我不断学习，尽可能地把最新的研究成果用在我的日常工作中。

我想，我能跟大家分享的最重要的一点就是：没有人能拥有完美的睡眠，不过这也没关系。在这本书中，我的任务就是帮助大家了解自己的睡眠状况并提高自己的睡眠质量。睡眠状况就像指纹，每个人的都不相同。如果健康和幸福是一张拼图，那睡眠就是其中至关重要的一片。晒太阳、保持活力、减少压力、健康饮食等都能帮助我们睡个好觉。

晚安，做个好梦！

希瑟·达沃尔-史密斯
（Heather Darwall-Smith）

Heather Darwall-Smith

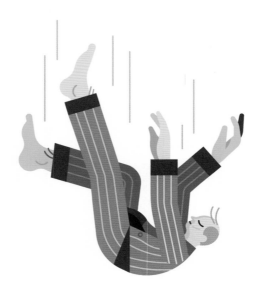

目录

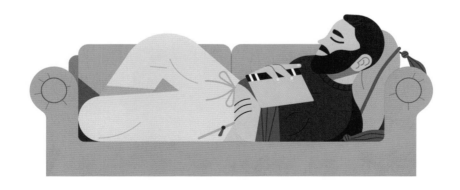

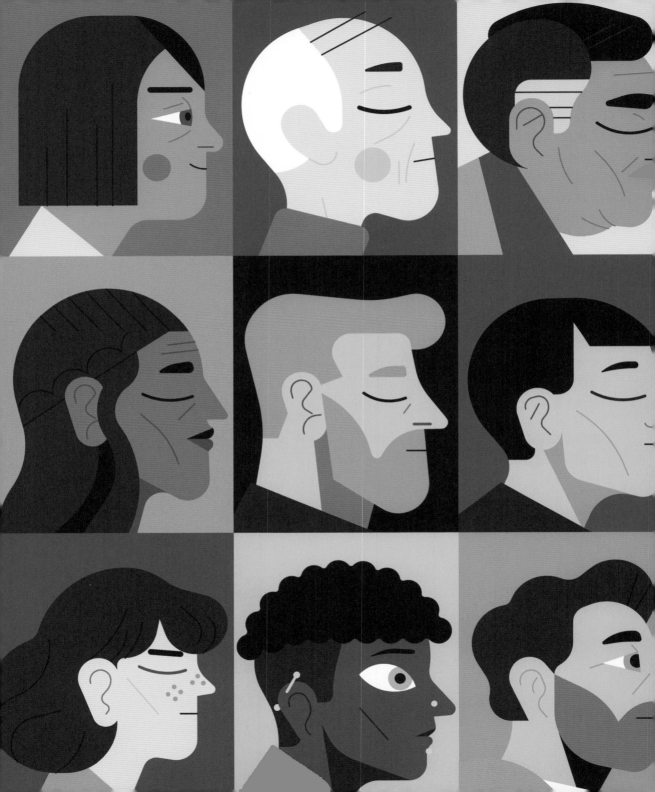

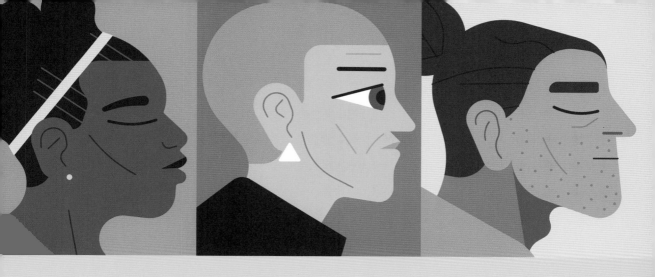

睡眠的基本知识

关于如何睡觉以及为何睡觉，科学家们几乎每天都有新的发现。目前，科学家们了解到的一切都能证明，睡觉这件事看似简单，却是保证我们健康和幸福的关键。

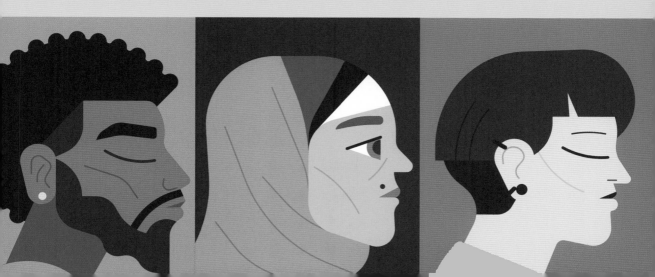

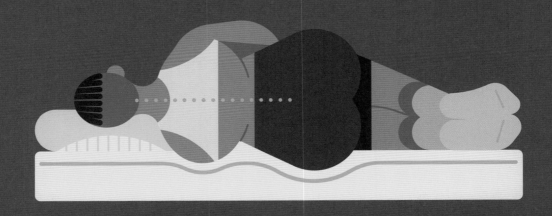

睡眠的真相

关于睡眠，我们还有许多未解之谜。要彻底了解什么是睡眠以及我们为什么需要睡眠，可能有些困难。因此，忘掉那些科学术语吧，我们只需了解几个简单的道理，就能更好地掌控睡眠。

什么是睡眠？我们为什么需要睡眠？

科学家们发现了许多睡眠的奇妙之处。我们每天会花很长时间来睡觉也正说明了睡眠的重要性。

进入睡眠后，我们会进入一种特别的状态，此时肌肉松弛，意识暂时中断。这时，我们看似在休息，但是身体和大脑，尤其是大脑仍在努力工作，甚至处于高度活跃的状态。睡眠对人类的生存至关重要，许多身体功能只有在我们睡觉时才能进行。科学家们发现，睡眠的主要功能是：清理大脑和身体其他部位中的毒素，巩固记忆和学到的知识，增强免疫力，调节情绪状态，修复细胞。简单来说，睡眠可以让我们恢复活力，可以帮助身体机能达到最佳状态。如果睡得好，我们的认知能力、心理健康和生理健康都会得到很大的改善。

虽然目前还有许多有关睡眠的谜题没有被解开，但可以肯定的是，睡眠对健康的影响举足轻重。为了更好地生活，我们必须把睡眠看得和饮食、锻炼一样重要。有关睡眠的科学发现越多，我们就越能理解良好的睡眠对健康和幸福的作用。

连续、优质的睡眠会给我们带来愉悦的感受。当我们理解了睡眠的重要性，知道了该怎样改善睡眠，就可以放下对睡眠的担忧了。

钻进被窝，睡个好觉吧！

睡眠中的大脑和身体

在睡觉的时候，大脑和身体会经历一系列修复和巩固的过程，从而影响生理功能的各个方面。

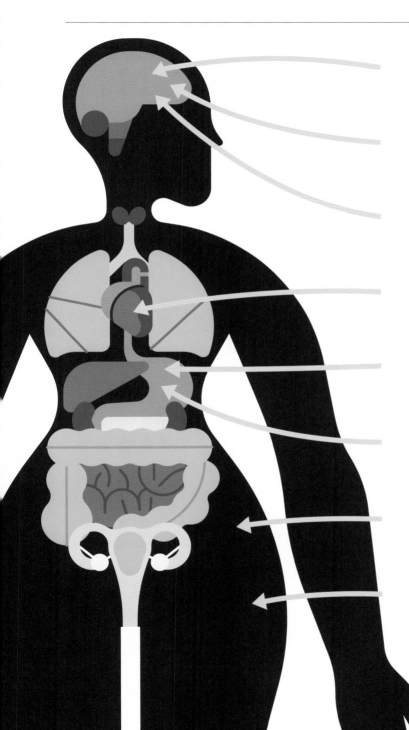

情绪

良好的睡眠能让我们的"情绪中心"得到充分的休息，能让我们在醒来后更加积极、乐观。

排毒

进入睡眠后，大脑会发出指令让肌肉放松。同时，大脑和身体的其他部位会将白天积累的有害物质排出体外。

记忆

进入睡眠后，大脑会处理白天收录的信息，并决定哪些需要储存起来，哪些可以删除。

心脏和血压

正常状态下，睡眠时血压会降低，心率和呼吸会减慢，这样可以减少心脏和血管的压力，降低心血管疾病发生的风险。

胃口

睡眠可以影响控制饥饿感和饱腹感的激素的分泌，让我们能够适量进食，控制体重。

免疫系统

进入睡眠后，T淋巴细胞等细胞的水平会升高，它们可以发挥细胞免疫及免疫调节等功能，帮助我们增强免疫力。

生长

进入睡眠后，人生长激素会维持在较高的水平上，以强化骨骼和肌肉。

细胞修复

充足的睡眠可以让我们的身体有足够的时间去修复细胞，减轻炎症，有美容的功效。

睡眠研究回望

　　直到20世纪上半叶，检测睡眠期间大脑活动的技术有了很大的进步，人们才开始更深入地了解睡眠。20世纪50年代，有关睡眠的科学发现增多，科学家们对睡眠的研究进入了"快车道"。

睡眠研究的重要节点

1845年
首次在体温和睡眠模式之间建立联系。

1888年
首次发表记录发作性睡病（见第42页）的数据。

1900年
西格蒙德·弗洛伊德所作的《梦的解析》出版。

1922年
下丘脑被确定为大脑中负责调节睡眠觉醒周期的部分。

1972年
确定视交叉上核参与昼夜节律的调节（见第12页、第13页）。

1971年
确认节律基因在决定行为时机（如遵循昼夜节律而使人醒来的时间）中的重要作用。

1970年
美国斯坦福大学建立了第一个与睡眠有关的实验室，专注于睡眠障碍的研究。

1966年
"黑洞实验"表明，即使见不到阳光，人类也会有24小时的昼夜节律。

1973年
首次应用失眠认知行为疗法治疗失眠。

1979年
首次应用持续气道正压通气法治疗睡眠呼吸暂停。

1982年
提出双进程模型——自平衡过程（S过程）和昼夜节律（C过程）。

2003年
提出将自平衡过程与学习联系起来的理论。

早在公元前350年左右，睡眠之谜就已经引起了医生、科学家和哲学家的兴趣。当时，古希腊人将睡眠看作与消化相关的生理状态。自20世纪30年代发现睡眠脑电以来，睡眠科学迅速发展、硕果累累，人们对睡眠机制的研究也取得了巨大的进步。

1937年
通过脑电图记录睡眠，根据脑电活动情况，确定了睡眠的不同阶段。

20世纪50年代
用多导睡眠脑电图和其他手段研究深睡眠。

1951年至1953年
发现快速眼动睡眠，此阶段被认为是梦发生的主要阶段。

1956年
阻塞性睡眠呼吸暂停（见第65页）的概念被提出。

1962年
脑桥被确定为控制快速眼动睡眠的区域。

1960年
用"授时因子"表示使内部时钟与24小时光暗周期和12个月周期同步的外源性环境因子。

1959年
首次使用"昼夜节律"来描述睡眠觉醒周期。

1958年
发现褪黑素有调节睡眠的作用。

2005年
美国国立卫生研究院建议将失眠认知行为疗法作为治疗失眠的第一道疗法。

2009年
发现 DEC2 基因突变会显著缩短睡眠时长。

2017年
发现控制昼夜节律分子机制的团队获诺贝尔生理学或医学奖。

2017年
发现"失眠基因"（CRY1 基因），这种基因会扰乱身体的自然节律。

我们需要睡多久？

我们经常听到这样的说法：每个人每天都需要八个小时的睡眠。然而，真实情况是，人的睡眠需求是各不相同的，睡眠需求取决于多种因素，尤其是年龄。

除了年龄，其他的生理因素也会影响睡眠时长，比如健康状况或者是否在服药等。然而，睡眠时长并不能说明所有问题，睡眠质量也同样重要。很多人睡觉的时长足够了，但还是感觉没休息过来，就是因为睡眠质量较差。睡眠质量会受到许多外部因素（如工作、家庭生活和生活方式等）的影响。

不同年龄段的人分别需要睡多久？

研究表明，现在很多人的睡眠严重不足，远远低于让身体机能达到最佳状态所需的时长。近几年，科学家们提出了新的有关睡眠时长的建议。例如：美国国家睡眠基金会就在2015年对各年龄层的人群提出了新的睡眠时长建议。虽然我们知道，随着年龄的增长，睡眠时长会发生变化，但我们对不同年龄段具体的睡眠需求知之甚少。相比之前，新的睡眠时长指南对许多年龄层人群的建议睡眠时长都增加了，同时还增加了两个年龄组：18～25岁的年轻人和65岁以上的老年人。18～25岁是成长过程中很重要的阶段，这个年龄段的年轻人大多刚刚开始工作，缺乏睡眠会严重影响他们的灵敏性和生产力。目前，对这一年龄段的年轻人睡眠需求的研究还在进行中。

适合自己的睡眠时长

我们还可以用睡眠日记（见第26页、第27页）来了解自己的睡眠，并判断今后需要如何调整自己的睡眠习惯。一般来说，如果一个人在白天经常昏昏欲睡，或者需要摄入咖啡因才能打起精神，那他可能需要睡得更久一些。一旦我们了解了自己的睡眠需求，就可以根据自己的情况打造一个适合自己的睡眠流程，帮助自己获得足够的睡眠了。

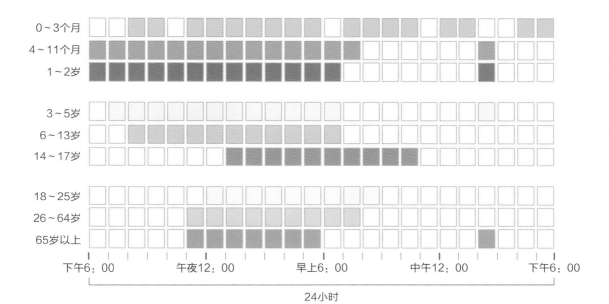

不同年龄段的人的睡眠需求

随着年龄的增加，我们对睡眠的需求量也在发生着变化。0～3个月大的婴儿需要的睡眠时长最长，每天大概需要17个小时；老年人需要的睡眠时长最短。

0～3个月
0～3个月大的婴儿睡眠不规律，一天中的大部分时间他们都在睡觉。

3～5岁
3～5岁的儿童白天基本不会小睡，晚上会偶尔醒来。

18～25岁
青春期结束后，生物钟发生变化，18～25岁的青年会比少年时期睡得早，但所需的睡眠量变少。

4～11个月
4～11个月大的婴儿睡眠规律一些了，但他们对睡眠的需求量依然很大。

6～13岁
6～13岁的孩子对睡眠的需求量依然较大，但受学校课表的影响，他们睡得晚了。

26～64岁
工作的人需要保持稳定的睡眠，这有助于他们提高警觉性，保证日常工作顺利进行，保证生产力。

1～2岁
1～2岁的学步儿需要的睡眠会变少，学习新技能会缩短他们的睡眠时长。

14～17岁
14～17岁的少年的生物钟会使他们睡得更晚，但因为要上学，现实情况不允许他们睡得太晚。

65岁以上
老年人对生长和细胞更新的需求变少，因此他们对睡眠的需求量也会变少，但他们会经常小睡。

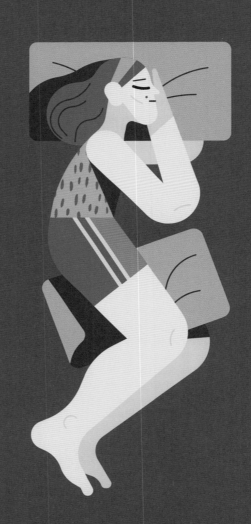

良好的睡眠机制

我们的身体很聪明，知道怎么做才能获得足够的睡眠，让各个"零件"保持良好的工作状态。每一天，我们的身体都会协调一系列复杂的过程，让各个"零件"像机器里的齿轮那样相互配合，帮助我们规律地睡着、醒来。

昼夜节律

我们的身体知道什么时候该睡觉了。这是一种本能，因为身体里有一个"主时钟"——昼夜节律。这个"主时钟"以接近24个小时为一个周期，调节我们所有身体功能的运转。

昼夜节律是生物的生命活动在脱离外部昼夜时间线索而表现出的接近24小时的内源周期性变化，比如摄食、躯体活动、睡眠和觉醒等行为的节律。昼夜节律的英文是"circadian rhythm"，其中"circadian"一词源自拉丁语中的"circa"和"dies"两个词，前者的意思是"大约"，后者的意思是"日"。同时，昼夜节律还被称为"C过程"，它是身体的"主时钟"，要保证所有系统正常运转并相互协调工作。

光线管理

"主时钟"由大脑中的视交叉上核控制。视交叉上核指前侧下丘脑核，内含多种类型的神经元。阳光每天都会"重置"视交叉上核：我们的眼睛会追踪光线的变化并向视交叉上核发出信号，让我们的内部时钟和外部环境保持一致，并根据这些信号激活各种身体功能。

C过程对人体功能的运转至关重要。它控制着人体的重要活动，比如体温调节、消化、激素分泌等。我们接收到的各种外部环境的变化（如光线量）都会影响C过程。与C过程和谐相处是保持健康的关键，良好的睡眠是让C过程正常运转的重要因素之一。

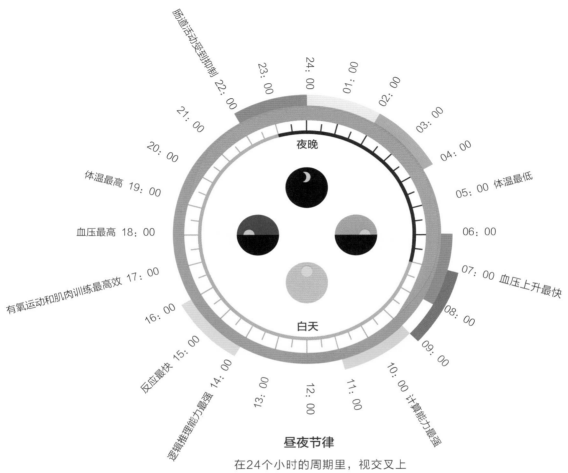

昼夜节律

在24个小时的周期里，视交叉上核会控制各种激素的分泌，调节体温和消化功能等，从而影响我们的饮食、睡眠等，进而影响我们的心理。

"高峰时刻"

人生长激素
性欲
深睡眠
警觉性

睾酮（雄激素）
血清素（调节情绪）
褪黑素（促进睡眠）
皮质醇（应激激素）

睡眠觉醒周期

我们的睡眠觉醒周期由两个生物过程——昼夜节律（C过程）和自平衡过程（S过程）——共同调节，也被称为双进程模型。

我们的睡眠压力，即想要睡觉的冲动，会在醒来之后不断增加。我们清醒的时间越长，这种压力就越大。睡眠压力在24小时内的上升和下降被称为自平衡过程（S过程）。虽然到目前为止，我们对这个过程的原理还不完全清楚，但可以知道的是，睡眠压力来自腺苷的累积。腺苷是一种能激发困意的化学物质。

可是很多时候，即使我们的睡眠压力已经很大了，我们也不一定能够轻松入睡。这是因为我们的昼夜节律（C过程，见第12页、第13页）在决定入睡时间中发挥着重要的作用。只有当昼夜节律提示我们睡觉的时间到了，同时睡眠压力也达到了一定值，"睡眠大门"才会敞开。

C过程和S过程同步时，我们的睡眠觉醒周期会平稳运行。临近睡觉时，C过程会促进褪黑素的分泌；在睡觉过程中，腺苷会逐渐分解；临近早晨，C过程又会促进应激激素的分泌，唤醒我们。

C过程和S过程不同步时，比如当我们摄入的咖啡因阻碍了腺苷的分泌（见第144页、第145页）时，就会导致睡眠问题，比如入睡困难、难以维持睡眠或者过早醒来等。

调节睡眠觉醒周期

我们将让我们在清醒和睡眠之间转换的机制称为"触发开关"，它通过两组神经细胞群来控制大脑——一组神经细胞群负责唤醒我们，另一组负责让我们入睡。在任何时间，只能有一组神经细胞群处于活跃状态。而这两组神经细胞群之间的转换是由促食欲素控制的。如果"触发开关"坏了（如脑部受伤或者促食欲素水平太低），我们在清醒和睡眠之间的转换能力就会下降甚至不复存在，一系列的睡眠问题便会产生。例如：发作性睡病（见第42页）患者的促食欲素水平就很低。

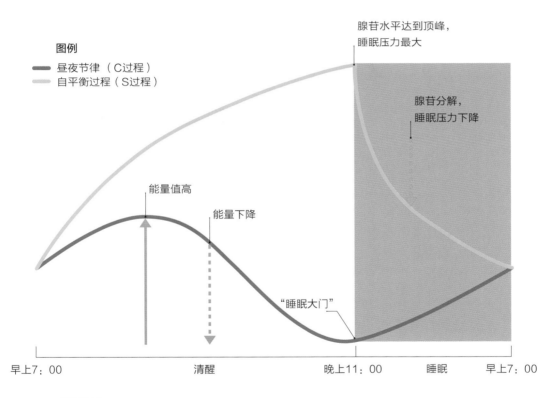

图例

— 昼夜节律（C过程）

— 自平衡过程（S过程）

腺苷水平达到顶峰，
睡眠压力最大

腺苷分解，
睡眠压力下降

能量值高

能量下降

"睡眠大门"

早上7：00　　　　清醒　　　晚上11：00　　睡眠　　早上7：00

睡眠压力

白天，随着腺苷水平的上升，睡眠压力逐渐增加。到了晚上，昼夜节律提醒我们该睡觉了，于是我们不再抵抗困意，走进"睡眠大门"，沉沉地睡去。

激素和睡眠

激素是对机体代谢和生理功能发挥高效调节作用的化学物质，它们通过体液被运送到特定作用部位，调控相应的身体功能。一些激素与昼夜节律和睡眠觉醒周期有关。

一天中，身体里的某些激素的水平会随着昼夜节律而波动，告诉我们什么时候睡觉，什么时候醒来。虽然有些激素可以直接调节睡眠，但是激素和睡眠之间的关系是双向的，激素的分泌以及对睡眠的调控能力，也会受到睡眠质量和睡眠时长的影响。

褪黑素
由松果体分泌
褪黑素能够增加睡眠压力，降低身体温度。这两点对入睡和保持睡眠来说都是必需的。

皮质醇
由肾上腺分泌
有时，皮质醇用来专指基本的应激激素。应激激素可以提高我们的警觉性，让身体对威胁产生"或战或逃反应"，阻碍睡眠。

黄体酮
由卵巢内黄体分泌
黄体酮会影响体温、快速眼动睡眠和 γ-氨基丁酸的水平。γ-氨基丁酸会让我们放松下来，产生困意。

血清素
由松果体和肠道分泌
血清素是"快乐激素"，能够调节情绪，让我们保持清醒。血清素是褪黑素的"前身"，到了晚上，它会转化成褪黑素，促进睡眠。

人生长激素
由垂体分泌
在深睡眠过程中，人生长激素呈脉冲式分泌，它在肌肉及其他身体组织的修复和新陈代谢过程中发挥着重要的作用。

醛固酮
由肾上腺分泌
醛固酮可以调节我们体内钠和钾的水平，调节尿量。注意：夜间频繁排尿会影响睡眠质量。

催产素
由垂体分泌
催产素是"爱情激素"，在性行为中发挥着至关重要的作用。它还可以放松神经，促进睡眠。

参与睡眠觉醒周期的主要激素

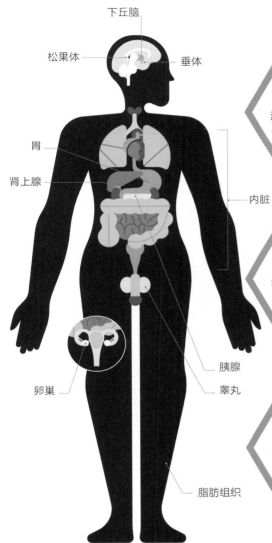

下丘脑

松果体 — — 垂体

胃

肾上腺

内脏

胰腺

睾丸

卵巢

脂肪组织

催乳素
由垂体分泌

催乳素参与免疫反应，能刺激产后妇女分泌乳汁。一般来说，睡眠不规律的人的催乳素水平较高，而催乳素水平过高会影响卵巢功能。

肾上腺素
由肾上腺分泌

应激反应会促使肾上腺素分泌，肾上腺素水平过高会阻碍入睡。因此，睡前避免压力是保证睡眠质量的关键。

睾酮
由睾丸或卵巢分泌

睾酮可以影响性欲和生育能力。睾酮在晚上分泌旺盛，因此优质的睡眠是性健康和生殖健康的关键。

胃促生长素和瘦素
分别由胃和脂肪细胞分泌

胃促生长素能增加食欲，瘦素能抑制食欲。良好的睡眠能让这两种激素的水平保持平衡。

胰岛素
由胰腺分泌

胰岛素可以调节血糖。部分胰岛素会在深睡眠期间分泌，所以良好的睡眠有助于将血糖值维持在正常范围内。

其他与睡眠有关的激素

睡眠阶段

睡眠不是一个静止的状态。入睡之后，身体就会开始休息和自我
修复。为此，我们要经历几个不同的睡眠阶段。这些阶段循环出现，
每晚都会重复循环4～5次。

睡眠有四个阶段，其中一个是快速眼动睡眠阶段，另外三个属于非快速眼动睡眠阶段，它们分别是非快速眼动睡眠 I 期、II 期、III 期。每个睡眠阶段都有其特点，能维持身体和大脑重要进程的运行，让我们为第二天的工作与生活做好准备。

以前，科学家们将非快速眼动睡眠分为四期，即非快速眼动睡眠 I 期、II 期、III 期、IV 期。现在，很多科学家认为非快速眼动睡眠 III 期和 IV 期之间没有明显的生理原因来区分，便将其合并。

整个非快速眼动睡眠时期是从清醒过渡到睡眠的过程。非快速眼动睡眠 I 期是从觉醒状态进入睡眠状态的阶段，在这一

阶段，我们很容易被外界刺激唤醒。我们在非快速眼动睡眠 II 期的睡眠程度也不深，但在这一阶段，大脑会加速巩固记忆，这个过程可以防止我们被唤醒。非快

快速眼动睡眠
快速眼动睡眠在每个睡眠周期中都会出现。在第一个睡眠周期中，快速眼动睡眠通常持续10～25分钟；在之后的每个睡眠周期中，这个时间都会变长一些。

浅睡眠（非快速眼动睡眠 I 期、II 期）
非快速眼动睡眠 I 期大约会持续7分钟；II 期在第一个睡眠周期中通常会持续10～25分钟，在之后的每个睡眠周期中，这个时间都会有所变化。

深睡眠（非快速眼动睡眠 III 期）
在第一个睡眠周期中，深睡眠通常会持续20～40分钟；之后的每个睡眠周期中，这个时间都会变短一些，甚至在第三个睡眠周期中就会消失。

睡眠阶段和睡眠周期

正常情况下，四个睡眠阶段全部进行一遍为一个睡眠周期。在每天晚上，我们的睡眠周期都会重复4～5遍，但不同睡眠阶段的持续时间在不同周期中略有不同。深睡眠一般在上半夜持续时间更长，到下半夜甚至会消失，而快速眼动睡眠一般在下半夜持续时间更长。

速眼动睡眠Ⅲ期是大脑和身体进行自我修复的时段，在这一阶段，我们不太容易被唤醒，可一旦被唤醒了，我们通常会感到迷茫。

在快速眼动睡眠阶段，大脑皮层的兴奋水平接近于觉醒状态，大脑会处理记忆和情绪，我们会做梦。

在每个睡眠阶段，大脑的活动都可以通过以赫兹（Hz）为单位的特殊频率来识别。α波（8～13Hz）出现在放松、安静、闭眼时，θ波（4～13Hz）出现在非快速眼动睡眠的Ⅰ期和Ⅱ期，δ波（0.5～3Hz）出现在非快速眼动睡眠的Ⅲ期。

每个睡眠阶段都有不同的功能，因此我们要保证足够的睡眠时长以经历不同的睡眠阶段，确保所有的功能都得以发挥。如果不能完成所有的睡眠阶段或者某个睡眠阶段的时长不够，醒来后，我们就会无精打采，感到筋疲力尽。

被唤醒后，我们出现的暂时性的警觉性降低、迷惑、认知能力和感觉能力下降的情况，被称为睡眠惯性。

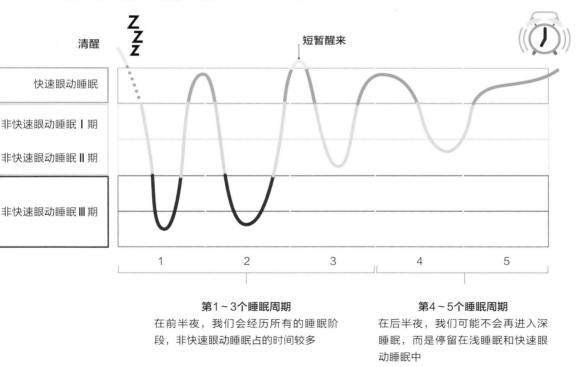

第1～3个睡眠周期
在前半夜，我们会经历所有的睡眠阶段，非快速眼动睡眠占的时间较多

第4～5个睡眠周期
在后半夜，我们可能不会再进入深睡眠，而是停留在浅睡眠和快速眼动睡眠中

梦

　　科学家们一致认为，人或多或少都会做梦。至于做梦的目的和功能，目前尚无定论。研究表明，我们做梦时，大脑的大部分区域处于高度活跃的状态。

　　梦是睡眠中出现的一系列有序的影像、感觉、情感、想象、思考或思维等心理和生理活动，通常发生在快速眼动睡眠阶段。每个人的梦都不同。千百年来，人们一直在寻找梦境的含义，也给出过许多关于做梦的原因的解释。许多人认为，我们可以在梦境中排练社会交往和与人互动的方式，或者练习如何面对可能发生的危险。心理学家、精神分析学派创始人西格蒙德·弗洛伊德认为：梦从某种程度上代表了我们内心深处的愿望或者无意识、被压抑的欲望。

　　这些与梦有关的理论是否是真理我们尚不清楚，但是越来越多的研究表明，梦在处理记忆和情绪方面发挥着重要作用。

　　梦可以让我们在睡觉时再现特定的事件，重温某些感受，帮助大脑理解一些事情并将其存储起来。因为大多数的梦都发生在快速眼动睡眠阶段，所以快速眼动睡眠似乎在调节情绪方面发挥着重要作用。又因为在快速眼动睡眠阶段，大脑皮层仍然活跃，所以这时做的梦大都生动形象、感情充沛。

　　那么，梦对睡眠重要不重要呢？当然重要！做梦是进入快速眼动睡眠的一大标志。同时，因为我们只有在不受干扰的情况下才能进入快速眼动睡眠，所以做梦也是睡眠状态良好的标志。此外，做梦可以阻挡外界的噪声等干扰因素，帮助我们维持睡眠状态。

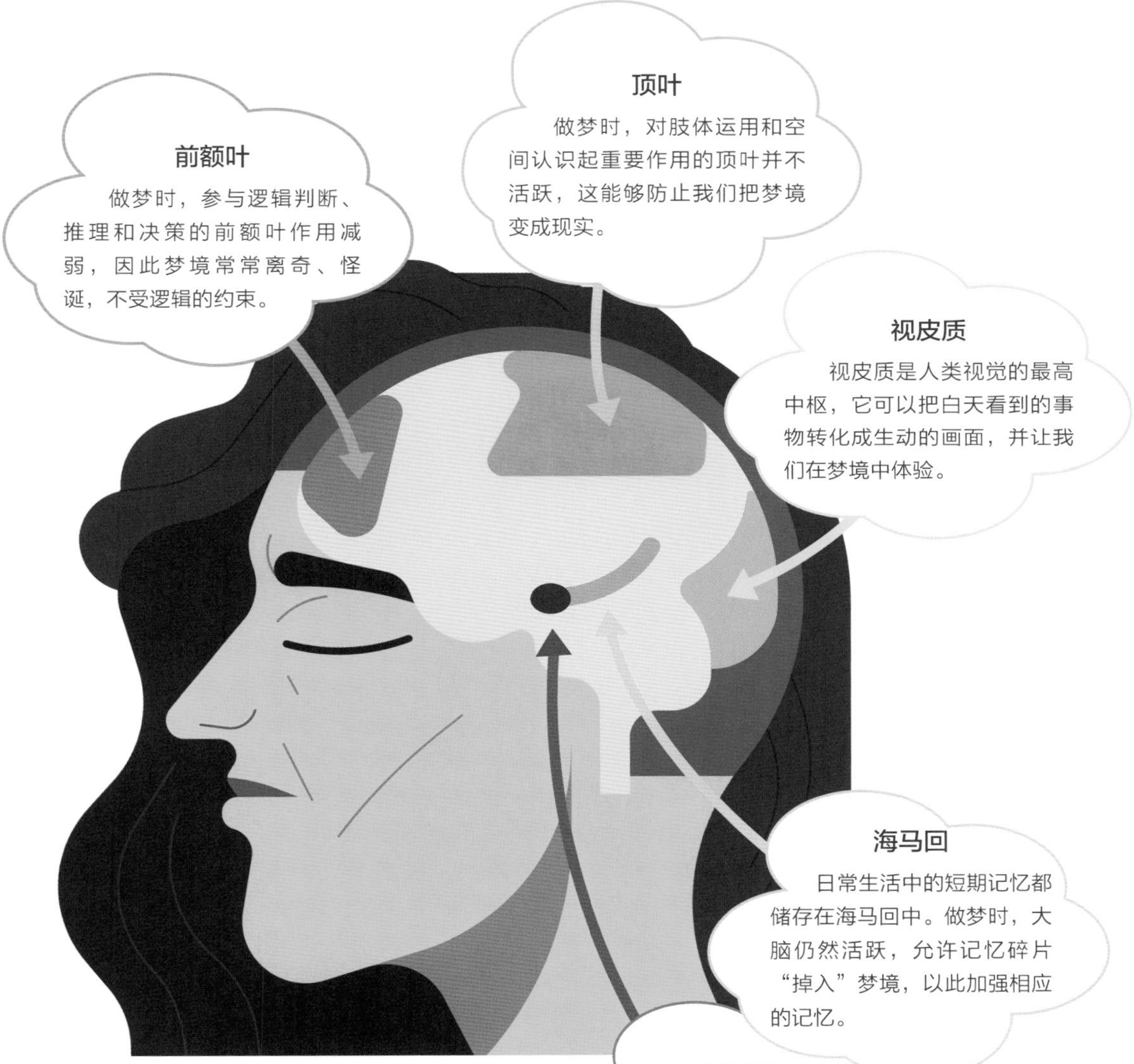

前额叶

做梦时，参与逻辑判断、推理和决策的前额叶作用减弱，因此梦境常常离奇、怪诞，不受逻辑的约束。

顶叶

做梦时，对肢体运用和空间认识起重要作用的顶叶并不活跃，这能够防止我们把梦境变成现实。

视皮质

视皮质是人类视觉的最高中枢，它可以把白天看到的事物转化成生动的画面，并让我们在梦境中体验。

海马回

日常生活中的短期记忆都储存在海马回中。做梦时，大脑仍然活跃，允许记忆碎片"掉入"梦境，以此加强相应的记忆。

做梦时的大脑

随着科技的进步，科学家们已经能够准确地找到做梦时大脑中的哪些区域更活跃了。这些发现有助于解开我们如何做梦以及为什么会做梦的谜团。

杏仁核

杏仁核是"情绪中心"，在做梦时，它会非常活跃。

21

"好睡眠"和"坏睡眠"

期望每天晚上都拥有完美的睡眠是不切实际的，每个人都有睡不好的时候。在评估睡得好不好时，睡眠质量和睡眠时长同等重要。

有些人很幸运，他们几乎从来不担心睡得好不好，但是对于仍在和入睡做斗争的人来说，不为睡眠担忧简直是个不可思议的事。对于这些"不幸运"的人来说，"今晚能否睡得好？"是一个永恒的问题。

"好睡眠"究竟是什么样子的呢？睡眠和指纹一样，每个人的都不同，基因、生活方式、健康状况和年龄等因素共同决定了一个人需要什么样的睡眠才能在第二天达到最佳状态。目前，我们评估睡得好不好的标准是看醒来后的感觉。睡得好的人醒来后会感觉精力充沛、精神抖擞，对新的一天的工作充满信心。如果我们醒来是这种状态，那就说明我们睡得好，大脑和身体其他部分的大部分功能都得到了充足的休息。

如果我们很难入睡，或者难以保持睡眠，或者醒来时感到疲惫不堪、无精打采，那就说明我们睡得不好。不过不要担心，每个人都有睡得不好的时候，这是完全正常的。请记住：我们的身体知道该怎样睡觉，许多困难都是暂时的，总会有办法解决，甚至不用过多干预就能解决。

面对"坏睡眠"，我们首先要做的就是放松下来。另外，对于一些"睡眠怪癖"，比如梦游、磨牙，也不值得我们过多关注，我们可以通过合理的治疗方法来改善这些"怪癖"。

不过，有些睡眠问题会一直存在，甚至有可能向着更糟糕的方向发展，比如鼾声太大、大口喘气、睡眠片段化（在睡眠过程中由于各种原因导致的睡眠中断和觉醒）或连续失眠超过四周。发生这些情况时，我们就需要向专业的医生求助了。

下一页列出了科学家们评估睡眠质量时会考虑的因素，我们可以以此为依据来评估自己的睡眠，不过不要太在意结果。如果你没有达到应有的睡眠水平也不要担心，这本书会给出许多改善方法。

"好睡眠"评估法

科学家会用许多标准来评估睡眠的"好坏"。这些标准可以分为以下四类。

睡眠潜伏时间

用多导睡眠图监测从睡眠开始到非快速眼动睡眠Ⅰ期开始的时间。在理想状态下，我们上床后30分钟内就应该睡着，如果没有，就说明我们可能还没有做好睡觉的准备。在测量睡眠潜伏时间时，一般的仪器（如运动手环）并不可靠，因为它们可能会根据我们是否活动来判断我们是否睡着。

不同睡眠阶段的时长

在每晚的睡眠中，我们有20%～25%的时间在快速眼动睡眠中度过，有超过一半的时间在浅睡眠中度过，有13%～23%的时间在深睡眠中度过。不过，随着年龄的增长，深睡眠会越来越少。"好睡眠"的每个睡眠阶段的时长基本都在合理的范围内。

睡眠总时长

我们已经知道，随着年龄的增长，睡眠时长会发生变化。无论是一天只睡一觉还是分段而睡，一天的睡眠总时长都应在合理范围内。（见第8页、第9页）

判断睡眠"好坏"的关键是第二天的感受，如果睡眠时长和睡眠状态适合自己，我们在醒来时就会感觉很不错。

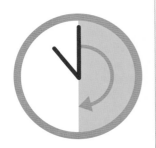

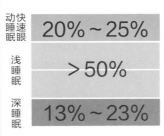

快速眼动睡眠 20%～25%

浅睡眠 >50%

深睡眠 13%～23%

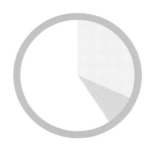

睡眠效率

睡眠效率是用来确定睡眠质量的指标。睡眠总时长（以分钟为单位）与卧床时长（以分钟为单位）之比乘100%为睡眠效率。一般来说，睡眠效率大于80%表示睡得好，不过数值有轻微的波动是正常的。

总睡眠时长

卧床时长

$$\frac{总睡眠时长}{卧床时长} \times 100\% = 睡眠效率$$

保持良好的睡眠卫生

许多科学家提过睡眠卫生的重要性。简单来说，睡眠卫生包括睡眠时间、睡姿以及其他需要注意的事项。保持良好的睡眠卫生能够最大限度地增加获得最佳睡眠的机会。

4

小心咖啡因

咖啡因会阻碍睡眠。下午三点之后应尽量避免摄入咖啡因。（见第144页、第145页）

2

养成习惯

在一周的时间里，保持固定的入睡时间和起床时间。

1

睡眠优先

首先，我们要知道自己需要多长时间的睡眠，然后通过起床时间倒推出上床时间。这样就可以保证自己获得充足的睡眠了。

5

拒绝烟酒

尼古丁是一种能让人上瘾的物质，但它会打断睡眠。（见第149页）

酒精虽然是一种镇静剂，但它会扰乱睡眠。（见第147页）

3

晒晒太阳

上午出去走走，晚上不要把灯光调得太亮，这样做能够让自己所处的环境与昼夜节律同步。

6

减少刺激

夜晚，要避免使用社交软件。看电视时也要注意，动作片可能会让我们受到过度刺激，从而使我们保持清醒、警惕。

良好的睡眠卫生

通过这些方法，我们可以轻松保持良好的睡眠卫生。把这张清单当作保持良好睡眠卫生的参照和起点，但不要当成必须严格执行的"处方"。

睡眠受许多因素的影响，本书会一一讲到。养成良好的生活习惯是追求良好睡眠的开始，而最好的生活习惯就是保持放松，总是担忧是否能拥有完美的睡眠会适得其反。让我们把保持睡眠卫生当作一种保健方式，放松下来，创建一个利于睡眠的环境吧！

7

舒适是关键

睡眠涉及所有感官，因此，保持卧室凉爽，选择舒适的床、床上用品和睡衣很关键。

10

放松下来

压力会影响睡眠。可以挑几个自己喜欢的瑜伽体式（见第70页、第71页）为自己减压。

8

保持活力

运动可以调节睡眠觉醒周期，但需要注意运动的时间。运动后要留出点儿时间让自己在睡觉前平静下来。（见第72页、第73页）

12

隔绝噪声

突然出现的噪声可能会把我们吵醒，持续的噪声会降低我们的睡眠质量。睡觉时可以使用耳塞或能隔绝声音的面罩。

11

营造氛围

让卧室成为睡眠的"圣地"，成为一个对我们充满吸引力、让我们特别想去的地方。（见第160页、第161页）

9

小睡一会儿

可以在中午设定一个30分钟的闹钟，让自己闭上眼睛小睡一会儿。小睡的时间不能太长，否则我们就会从深睡眠中醒来，感到眩晕无力。

睡眠日记

记睡眠日记时不仅要记录睡眠的相关事项，还要记录我们一天中不在睡觉时间内做的事情。这样做能帮助我们了解自己的睡眠，明白我们的睡眠和生活中的其他事情是如何相互影响的。

记录每天发生的事情，包括：醒来的时间，吃饭、锻炼的时间，抽烟的时间，咖啡因和酒精的摄入量，睡前的活动，睡觉的时间，晚上醒来的时间……这样做可以让我们了解自己的睡眠模式，评估各种因素对睡眠质量和睡眠时长的影响。

为了了解影响睡眠的因素，我们还可以在睡眠日记上记下自己的情绪状态和摄入的能量值，以及上床之后花了多长时间才睡着，等等。

如果去看医生，睡眠日记还可以帮助医生做出诊断。根据我们记录的数据，医生可以计算出我们的睡眠效率（见第23页），而睡眠效率是评估睡眠质量的一个重要数据。

我们可以按照下一页的方法来记睡眠日记，要持续记两周。当然，我们不必记得十分精确，只需要简单地记录下一天的情况和重要的时间点即可，因为一直看表只会使我们更加焦虑。

两周之后，我们就可以通过睡眠日记了解自己的睡眠模式了。例如：紧张的工作会不会让睡眠变得不好？晚上泡个澡会不会睡得更香？在上床之前需不需要先休息一下？一旦确定了阻碍睡眠的原因，我们就能采取适当的措施来解决问题了。

"追踪"睡眠，看看是什么影响了睡眠

通过记录每天的活动，比如什么时间喝咖啡或锻炼，我们就能发现这些活动是否影响自己的睡眠。注意：这里提供的例子仅仅是建议记录的内容，我们还要记录对自己而言更重要的私人信息。

☐ 清醒
◉ 躺在床上但是清醒
▦ 睡着
◯ 从睡眠中醒来
☒ 小睡

我们可以通过这些时间计算出睡眠效率

可视化的睡眠日记能让我们对自己的睡眠模式有更直观的认识

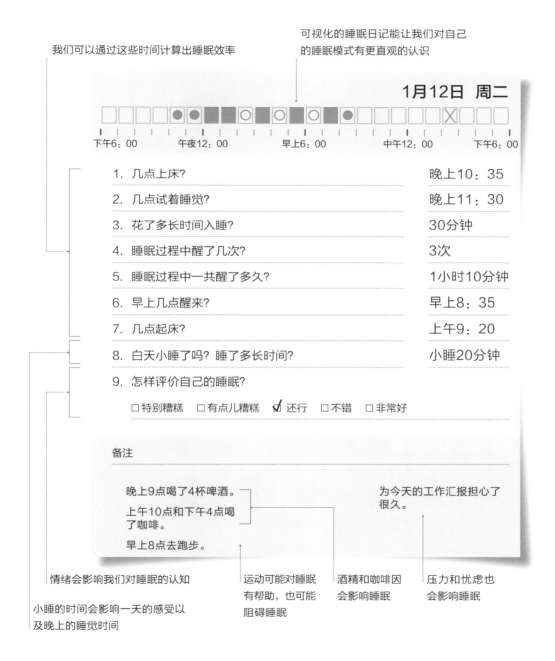

1月12日 周二

| 下午6：00 | 午夜12：00 | 早上6：00 | 中午12：00 | 下午6：00 |

1. 几点上床? — 晚上10：35

2. 几点试着睡觉? — 晚上11：30

3. 花了多长时间入睡? — 30分钟

4. 睡眠过程中醒了几次? — 3次

5. 睡眠过程中一共醒了多久? — 1小时10分钟

6. 早上几点醒来? — 早上8：35

7. 几点起床? — 上午9：20

8. 白天小睡了吗? 睡了多长时间? — 小睡20分钟

9. 怎样评价自己的睡眠?

□特别糟糕　□有点儿糟糕　☑还行　□不错　□非常好

备注

晚上9点喝了4杯啤酒。
上午10点和下午4点喝了咖啡。
早上8点去跑步。

为今天的工作汇报担心了很久。

情绪会影响我们对睡眠的认知

小睡的时间会影响一天的感受以及晚上的睡觉时间

运动可能对睡眠有帮助，也可能阻碍睡眠

酒精和咖啡因会影响睡眠

压力和忧虑也会影响睡眠

27

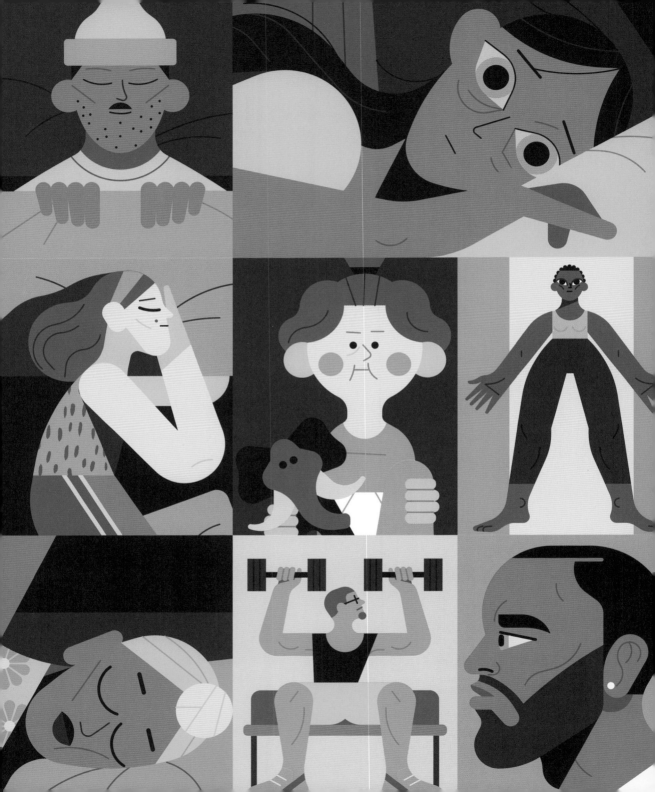

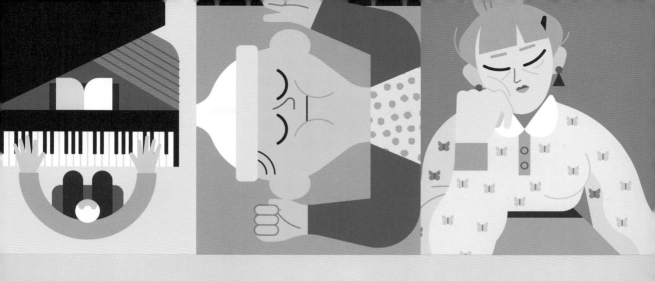

让优质睡眠自然而来

影响睡眠的因素有很多，有些是积极的，有些是消极的。职业、饮食、运动情况、健康问题、同床共枕的人或宠物……这些都是影响睡眠的因素。我们只有充分了解这些影响因素，才能"掌控"睡眠，不费力气地获得优质睡眠。

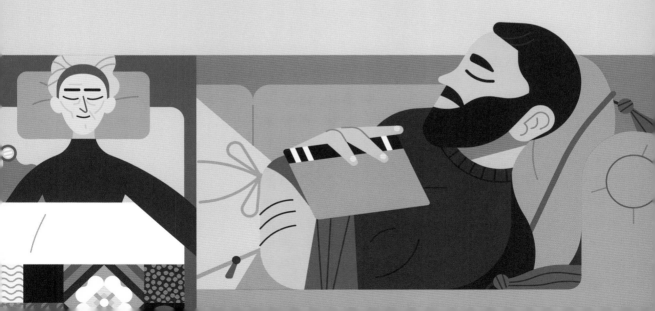

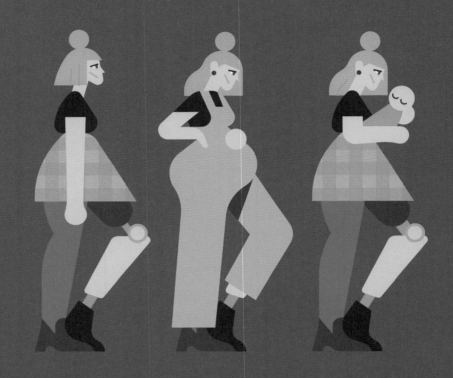

人生阶段

在不同的人生阶段，我们的睡眠也会发生改变。人生的一些重要里程碑会给睡眠带来新的挑战。不过，只要我们掌握了正确的方法，使用恰当的策略，就能战胜困难，在第一时间防止睡眠问题的发生。

应该对宝宝进行睡眠训练吗?

对婴儿进行的睡眠训练包括一系列温和的技巧,旨在帮助婴儿学会独自睡觉。

鼓励宝宝规律地睡觉有很多好处。对婴儿来说,学会自我舒缓、自主入睡,形成一个稳定的睡眠模式是正常发育和保持健康的关键。对家长来说,只有保持充足的、良好的睡眠,才能更好地照顾宝宝。

婴儿的昼夜节律需要3~4个月才能形成,并且他们体内的褪黑素水平相对较低。因此,在宝宝出生后的三个月内训练他们建立规律的睡眠是比较困难的,且很可能毫无效果。等宝宝三个月以后再考虑这件事吧。

睡眠训练对很多父母来说是一个敏感的话题。对于睡眠训练的好坏和作用,目前还没有定论,主要原因有二:一是科学家们很难对此问题进行大量的研究,二是父母对孩子该如何入睡有很多不同的意见。因此,对于

眼泪和恐惧

哭泣会让人心烦意乱,但婴儿哭泣是再正常不过的事了。研究表明,婴儿在睡前哭一小会儿,醒来后的压力水平不会提高,与父母之间的关系也不会因此受到影响。

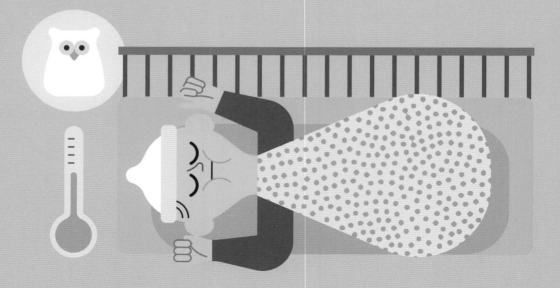

怎样做有利于宝宝的睡眠，并没有放之四海皆准的解决办法。同时，出牙、快速生长和环境变化对于宝宝来说都是干扰已有睡眠模式的因素。随着宝宝的成长，他们的睡眠模式也会发生变化，没有什么是永恒的。

为睡觉做准备

无论是否进行睡眠训练，婴儿和他们的照顾者们都需要一个舒适的睡眠环境。下面是几个能让宝宝睡得更好的方法。

在宝宝将睡未睡时把他们放到床上

不要等宝宝睡着了再将他们放到床上，因为如果他们在一个新环境中醒来，就很难再次自己入睡了。

将房间温度保持在18~20℃

过热或过冷都会导致宝宝睡不着。可以试试使用轻便、透气的睡袋，让宝宝感觉整夜都被包裹着，这样他们也不会因为感到冷而醒来。

调暗灯光

灯光太亮会削弱困意。晚上喂奶时，可以开一个比较暗的红光灯。研究表明，红色的灯光对睡眠的干扰更小。

每天早上在同一时间唤醒宝宝

即使宝宝晚上睡得很晚或总是醒来，也要按时唤醒他们。这样做能够增加宝宝的睡眠压力，让他们在下一个晚上更容易睡着。

睡眠训练的方法

法伯睡眠法

在宝宝将睡未睡时离开房间。过一会儿，回来抚摸宝宝或者跟他们说话，但是不要把他们抱起来。逐渐增加离开房间的时长，直到宝宝能够自己入睡。

睡眠夫人挪步法

把宝宝放下后，坐在婴儿床边，等他们睡着后再离开房间。可以以三天为一个单位，逐渐远离宝宝的床，直到宝宝学会独自睡觉。

前移睡觉时间法

可以在几天或几周内，每次提前15分钟对宝宝进行哄睡，逐步调整宝宝的睡觉时间。如果宝宝不愿意，要尽量安抚他们。

哭声免疫法

把宝宝放在床上之后，如果他们不肯睡，就任由他们哭。这个方法颇具争议，宝宝和父母都会感到十分痛苦，因此不推荐使用这个方法。

如何安抚疲惫的宝宝，让他们乖乖睡觉？

忙碌了一天，到了睡觉的时间，宝宝没有马上安静下来，反而越来越不安、顽皮，直到过了最困的时候。虽然在一个小时之前，宝宝已经筋疲力尽了，但他们还是不睡。

经历了一天的忙乱、激动，过于劳累的宝宝的感官已经超负荷了，这会让他们的交感神经系统异常活跃，肾上腺素和皮质醇水平较高，导致他们睡意全无。（见第198页、第199页）

睡吧，小宝宝！

扭转这种情况（过于劳累的宝宝睡意全无）的方法很简单，只要轻轻地摇晃宝宝就可以了。

胎儿在子宫中的感觉就是摇摇晃晃的，这使他们将摇晃和安全感联系了起来。在出生后的第一年，宝宝仍然会经常体验到这种摇摇晃晃的感觉——在大人怀里、吊篮里、摇椅上、童车里……这样，他们会巩固摇晃与安全感之间的联系，并自然而然地将摇晃和睡眠联系在一起。

研究发现，摇晃会引发婴儿大脑和身体其他部位的一系列反应，具有显著的镇静作用。摇晃还能激活婴儿对自己的身体或者身体某个部位的位置、运动方向等的感觉，也就是本体感受。同时，能够从摇晃中受益的不仅仅是婴儿。研究表明，摇晃同样也能让成年人更快入睡，更快进入非快速眼动睡眠。

如果宝宝过度劳累，在睡觉之前让他们平静下来非常重要。虽然让他们平静下来可能会花费很多时间，但这能够防止他们对睡眠形成负面联想。

研究表明，针对哭闹的婴儿，家长站着抱起他们比坐着抱起他们的安抚效果更好。

站着抱婴儿时，婴儿的心率

下降得更快。

如何让学步儿睡个整觉？

学步儿（1～3岁）多动、好奇，总想探索世界。因此，让学步儿入睡并且一直睡下去是一件非常有挑战性的事。

比起刚出生的孩子，1～3岁的孩子感知到的信息更多，他们总想探索这世界上的一切。身体的发育，认知、社交和运动能力的不断发展，让1～3岁的孩子睡个整觉变得十分困难。虽然每个孩子都是独特的，我们不能用一成不变的方法对待他们，但是下面几个小妙招有助于让学步儿睡个整觉。

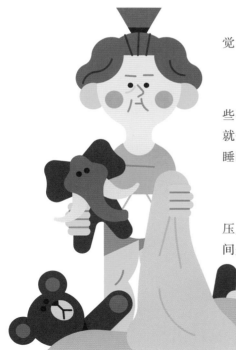

规律是关键

规律的睡觉和起床时间会让宝宝明白什么时候该睡觉，什么时候该起床，固定的时间表会让宝宝更有安全感。

使用夜灯和计时器

夜灯和计时器有助于训练宝宝的大脑，让他们把一些事情和睡眠联系起来，比如关上灯漆黑一片时，他们就会知道睡觉时间到了。研究表明，红色的灯光会提高睡眠质量，也会让我们在醒来时更加清醒。

小睡不要太久

学步儿需要清醒至少五个小时才能累积足够的睡眠压力，这样他们到了晚上才会困乏。因此，如果睡觉时间是晚上七点，下午两点之后就不要让宝宝小睡了。

减弱刺激

如果卧室里都是玩具，宝宝就无法抗拒爬起来玩玩具的诱惑。要把玩具放在宝宝看不见的地方，创造一个不受干扰的睡眠环境。

缺乏睡眠对长身体有影响吗？

人生长激素在夜间分泌最多，睡得不好会影响它的分泌。

对儿童来说，人生长激素可以帮助他们生长；对成年人来说，人生长激素可以帮他们保持体力，调节新陈代谢。无论是对儿童还是成年人来说，人生长激素对细胞的修复都十分重要，尤其是在我们需要从伤害、疾病中恢复或运动后需要恢复体力的时候。

值得高兴的是，研究表明，睡得不好对儿童的生长几乎没有影响，因为由此导致的激素分泌不足会在孩子"疯狂生长"的需求中得到弥补。

然而，对于成年人来说，睡得不好导致的激素分泌不足就是个大问题了。这会导致成年人的肌肉质量和力量下降、头发稀疏、骨骼脆弱。尽管导致这些问题的原因很复杂，可能还有其他因素在起作用，但确保充足的睡眠一定是对身体的自然生长和修复功能有好处的。

人生长激素的分泌

人生长激素在全天不断分泌，但是特定的活动，比如吃饭或锻炼，会使人生长激素的分泌激增。人生长激素在夜间深睡眠过程中分泌最多。

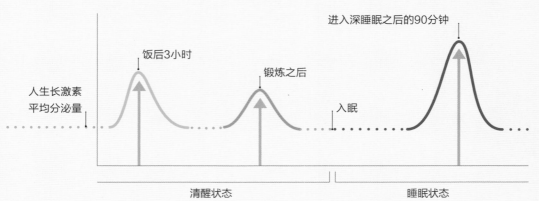

进入深睡眠之后的90分钟

饭后3小时

锻炼之后

入眠

人生长激素
平均分泌量

清醒状态　　　　　　　睡眠状态

所有的孩子都会夜惊吗？

见过孩子夜惊的父母都能体会到孩子夜惊时有多痛苦。

夜惊持续时间很短，一般持续1~2分钟，最多持续15分钟。但是在这段时间里，孩子可能会尖叫、大量出汗，同时表现得很恐惧，甚至会四处走动。夜惊和噩梦不同，噩梦常发生在快速眼动睡眠阶段，能够留下记忆，而夜惊通常发生在深睡眠期间，醒来后一般没有记忆。严格来说，夜惊不是做梦，而是一种由"或战或逃反应"驱动的突如其来的恐惧，会导致肾上腺素激增。

夜惊时，孩子虽然睁着眼睛，但是他们没有完全醒来，也不会认出父母。因此，如果在这时叫醒或安抚孩子，会让他们更加困惑、迷茫，父母也要花更长的时间去让孩子安定下来。

无须惊慌

夜惊可能由压力、疲劳、睡眠时间改变、药物或发烧引起。研究表明，夜惊还和基因有关，不过大多数儿童在长大后会自愈，不必过于惊慌。

无论夜惊有多可怕，父母都可以放心，夜惊对孩子的生理和心理不会造成持久的伤害，因为孩子基本不会记得那些情节。夜惊常见于4~12岁的儿童，青春期后逐渐减少至消失。

怎样改善夜惊

一般来说，夜惊发生的时间都差不多，因此可以在夜惊发生前轻轻地叫醒孩子。此时，孩子基本已经进入深睡眠了，被叫醒后也能很快再次入睡。这样连续做七次，就会打破夜惊的睡眠模式，还不会影响孩子的睡眠质量。

学校的作息时间符合孩子的睡眠需求吗？

家里有正在上学的少年的父母都知道，每天叫醒他们去上学都要经过一番斗争。孩子早上迷迷糊糊，不能集中精力仅仅是因为懒吗？还是另有原因？

青春期时，孩子不仅会经历激素分泌的变化，还会遭受长期的睡眠不足，这并不是因为他们天性懒惰。少年在上午10点左右的课上非常容易睡着，部分原因是他们的睡眠需求没有被满足。少年的睡眠需求与儿童和成年人的不同。

生物钟的改变

在青春期，我们的昼夜节律（见第12页、第13页）会因为人生长激素和性激素分泌量的改变而改变，褪黑素的分泌高峰会晚到一些。因此，少年在晚上11点睡觉就像儿童在晚上八点睡觉一样合理，而少年在早上七点起床就像成年人在凌晨四点起床一样痛苦。

晚上八点，少年的身体还没有做好睡觉的准备，他们就会睡不着。这就是许多少年会熬夜上网的原因之一。而这（上网）又会进一步刺激他们的大脑，进而导致社交时差，即上学日的睡觉时间与周末的睡觉时间之间的差异。少年周一到周五睡得少，周末睡得多，是因为他们在上学日的睡眠量不能满足自身需求。因此，晚点儿上学、晚点儿放学对少年更有益。许多尝试这样改变的学校都称学生的成绩提高了，迟到、缺勤的情况也减少了。当然，仅凭家长之力让孩子的学校更改时间表的可能性不大，不过家长可以通过下一页中列出的方法来帮孩子减轻白天的困倦感。

少年长大成人之后，昼夜节律会改变，加上成年人所需的睡眠相对较少，社交时差就会逐渐消失。

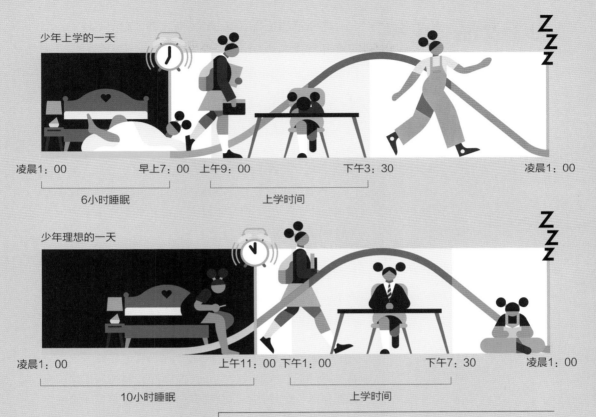

少年上学的一天

凌晨1：00　　　　早上7：00　上午9：00　　　　下午3：30　　　　凌晨1：00

6小时睡眠　　　　　　　　　上学时间

少年理想的一天

凌晨1：00　　　　上午11：00 下午1：00　　　　下午7：30　　　　凌晨1：00

10小时睡眠　　　　　　　　　上学时间

图例

　睡眠
　昏昏沉沉
　半清醒
　完全清醒

睡得越晚，学得越好

上学时间晚一点儿意味着少年在学校里保持清醒的时间更长。而在传统的学校时间表中，少年最清醒的时间正好是在放学之后。

帮助困倦的孩子

不要把电子产品带进卧室

家长可以在晚上固定的时间关掉网络，表示坚持不把电子产品带进卧室的决心。还可以加一个固定的睡前活动，比如读书或听广播。这些方法能让孩子放松身心，帮助孩子建立良好的睡眠习惯，远离电子产品，降低应激激素水平。

沐浴明媚的晨光

早上，要让孩子沐浴在阳光中，与夜晚形成对比，这可以帮助他们尽快清醒过来。

电子产品对少年的睡眠有什么影响？

电子产品正在逐渐占领所有人的"时间阵地"，但在少年群体中尤为明显。作为家长，应该如何看待电子产品对孩子睡眠的影响呢？

现在，我们经常在卧室里使用电子产品，我们的睡眠问题也越来越突出，因此，这两点看起来好像有些联系。

然而，研究表明，"屏幕时间"并不会显著影响孩子的睡眠，一天使用一小时电子产品只会让孩子损失几分钟的睡眠。

如果不是"屏幕时间"的问题，是不是使用电子产品的方式和时间段导致了睡眠问题呢？到了晚上，少年本来应该有些睡意，但是他们一直使用电子产品，由此导致的兴奋会掩盖睡觉的冲动。这样看来，电子产品的刺激似乎是让少年在晚上更清醒的一个重要因素。

睡前过多使用电子产品这个问题看似很好解决，只要告诉孩子在睡前关掉电子产品就好。但是，试过的家长都知道，这样往往只会引来争吵，不会有实际效果。少年的昼夜节律使他们比成年人睡得晚（见第8页、第9页），熬夜上网社交的欲望对少年来说也是难以抗拒的。现在，在大多数少年的生活中，上网占用了很大一部分时间，甚至还有很多孩子患上了错失恐惧症，即无法拒绝任何邀约，担心错过任何有助人际关系的活动。

为帮助少年获得更好的睡眠，我们可以鼓励他们在白天多晒晒太阳，多锻炼，保持良好的睡眠卫生（见第24页、第25页）。同时，要试着倾听他们的担忧，让他们接受这样一个事实：每晚保持平静、规律的睡眠比玩手机更能有效摆脱错失恐惧症。

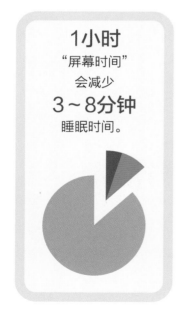

1小时
"屏幕时间"
会减少
3～8分钟
睡眠时间。

错失恐惧症，简单来说就是害怕错过朋友圈发生的任何事情，这对许多少年来说是一种压力，也是导致睡眠问题的一个重要因素。

为什么孩子白天总是打瞌睡？

少年犯困是最正常不过的事了，但如果是在有足够的刺激让他们保持清醒时仍然频繁打瞌睡，则可能是某些严重问题发出的危险信号。

发作性睡病指日间出现的不能克制的短暂睡眠发作，在任何年龄段都有可能发病，在少年中尤为突出。超过一半的患者称第一次发病就是在少年时期。

平均每2500人中就有一人患发作性睡病。发作性睡病的特征为不成比例的日间过度思睡和异常的快速眼动睡眠。在发作期间，患者会迅速进入快速眼动睡眠，而且经常会出现幻觉。

一些患发作性睡病的人还会有更危险的表现——猝倒，即突然丧失肌张力或肌张力突然降低导致的突然跌倒。轻微的猝倒仅表现为头部下垂、言语含糊、上睑下垂等，通常持续数秒后缓解。发生猝倒时，虽然患者会突然跌倒，但他们的意识是清醒的，只是暂时"瘫痪"，不能说话。猝倒通常是由精神紧张或者情绪激动（如大笑）而引起的。可想而知，在本应愉快的事件或活动中猝倒是特别痛苦的。

寻求帮助

父母如果感觉孩子可能患有发作性睡病，要向医生寻求帮助。发作性睡病是一种终生疾病，但可以通过适当的药物和良好的睡眠卫生（见第24页、第25页）来控制。

导致发作性睡病的原因是什么？

目前，导致发作性睡病的原因还没有定论。研究表明，发作性睡病可能和促食欲素缺乏有关。促食欲素是对睡眠觉醒周期有调节作用的激素，促食欲素缺乏会导致睡眠、觉醒的"开关"时开时闭。除此之外，年龄、基因、特定的感染和疾病等都可能是导致发作性睡病的原因。

如何让孩子在考试期间获得更好的睡眠？

"少年"和"考试"可能是个"有毒"的组合，对成绩的焦虑和少年时期昼夜节律的改变都会导致睡眠不足。

我们已经知道，少年的昼夜节律会发生改变，这意味着他们在一天中相对较晚的时候才会感到困倦，且在第二天早上也需要起得晚一些。（见第38页、第39页）

可是，考试时间显然不能满足他们的睡眠需求。因此，学生们无法获得充足的睡眠，也就没有足够的精力来高效地学习知识和巩固记忆。这也是熬夜学习却适得其反的原因。睡眠不足会导致少年欠下"睡眠债"。

在考试期间，鼓励孩子坚持健康的睡眠习惯比任何事情都重要。他们可以从良好的睡眠中获益，建立良好的学习习惯。另外，在学习期间，小睡有助于弥补因考试早起而欠下的"睡眠债"。

小睡有助于学习

学习或考试一上午，中午或下午打个盹儿再继续学习或考试，就能补充睡眠，减少早起带来的负面影响。可以打个长长的盹儿，大约1.5个小时。这样，加上晚上的6个小时的睡眠，一天的总睡眠时长就有7.5小时了。

图例

☐ 不在学习的清醒时间

▨ 学习时间

■ 睡眠时间

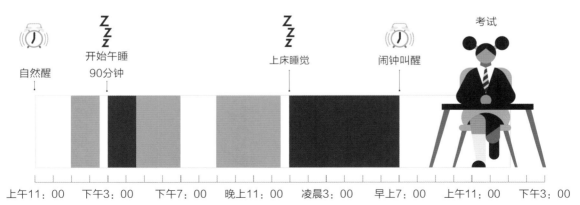

| 自然醒 | 开始午睡 90分钟 | | 上床睡觉 | 闹钟叫醒 | 考试 |

| 上午11：00 | 下午3：00 | 下午7：00 | 晚上11：00 | 凌晨3：00 | 早上7：00 | 上午11：00 | 下午3：00 |

学习能力与睡眠有关吗？

大脑需要靠睡眠来处理和储存白天获得的信息。在睡眠的过程中，大脑可以巩固记忆，以供将来调取。

睡眠与记忆和遗忘有关。睡着之后，大脑会过滤一天中听到、看到的一切，然后只储存那些它认为有用的或重要的信息。这就好像每次睡着之后，一大群归档人员就开始工作，把需要的东西从短期记忆区挪到长期记忆区，然后把不需要的东西清理掉。

睡眠巩固记忆

研究表明，陈述记忆（对与特定的时间、地点或任务有关的事实或事件的记忆，比如生日和地址，或是对以前学得的知识的记忆）会在非快速眼动睡眠中得到巩固，而非快速眼动睡眠在前半夜更多。程序记忆（与一定的操作和实践有关的记忆，如骑自行车和游泳）会在快速眼动睡眠中得到巩固，而快速眼动睡眠通常发生在后半夜。

有趣的是，很多研究报告中强调了睡眠纺锤波对于记忆的重要性。睡眠纺锤波出现在非快速眼动睡眠的 Ⅱ 期和 Ⅲ 期，其数量可以用来预测一个人第二天的记忆力。

总体来说，睡眠对学习能力的影响过程是很复杂的，还需要进一步的研究。不过，考虑到不同的睡眠阶段可以巩固不同类型的记忆等一系列研究成果，我们可以知道，充足的睡眠对学习和记忆是很有帮助的。

睡眠和遗忘

随着年龄的增加，我们的睡眠质量会下降，这似乎也与大脑的退化和记忆的缺失有直接关系。

优质睡眠是否能预防阿尔茨海默病呢？这个课题仍在研究中。

陈述记忆
对与特定的时间、地点或任务有
关的事实或事件的记忆，或是对
以前学得的知识的记忆

程序记忆
与一定的操作和实践有关的记忆

形成短期记忆
日常生活中的短期记忆都储存在海马回中。对
于在短时间内被重复提及的记忆碎片，海马回
会将其转存，变成长期记忆

在非快速眼动睡眠期间巩固

在快速眼动睡眠期间巩固

制造记忆

我们睡觉时，大脑
会评估我们在白天接触
到的一切信息的价值，
并以此决定是否将其变
成长期记忆。

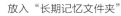

放入"长期记忆文件夹"

扔进"垃圾桶"

提升学习能力的方法

在学习新知识后的三个小
时内睡觉。研究表明，这样做
会提高记忆留存率。

在早上醒来以后复习昨天
学到的知识。这样做会唤起记
忆，巩固刚学到的知识。

睡眠优先。研究表明，晚
上睡觉超过六个小时会大幅度
提高记忆力和警觉性。

怀孕对睡眠有什么影响？

怀孕的各个阶段对睡眠来说都是不小的挑战。因此，找对应对的方法，高质量地休息非常重要。

怀孕期间，孕妇需要更多的睡眠来保证孩子的生长发育，但是孕妇身体上的变化使"睡得好"变成一个巨大的挑战。

早期妊娠（怀孕1~12周）

在怀孕的前三个月里，雌激素、黄体酮和人绒毛膜促性腺激素分泌增加，这会让孕妇感到温暖，变得易困。雌激素的增加可能导致孕妇乳房疼痛、呕吐，还会扰乱孕妇的睡眠。在这三个月里，要保证孕妇不过热，保持卧室凉爽，选用浅色的被褥和睡衣。当孕妇在睡眠中变换姿势时，一件舒适、有支撑力的棉质文胸有助于减轻她们乳房的不适。

中期妊娠（怀孕13~27周）

失眠、打鼾和睡眠呼吸暂停都是由体重的增加和雌激素水平的升高而引起的。胎儿的生长会挤压孕妇体内的器官，导致胃灼热和频繁上厕所。胎儿一旦开始活动，甚至会在晚上踢妈妈的肋骨，将妈妈唤醒。左侧卧可以减少胃灼热的感觉和打鼾的频率，还能让子宫的血液供应更充足，以便更好地将营养物质送达胎盘。

打个盹儿

女性怀孕时，要抓住每个打盹儿的机会。因为晚上的睡眠可能会比较分散，所以白天补觉会缓解孕妇睡眠不足的状况，让她们充满活力。研究表明，午睡可以有效预防怀孕期间出现的睡眠问题。

晚期妊娠（怀孕28周至分娩）

最后三个月可能是孕妇的睡眠最不好的时候。她们的身体变化很大，很可能有背痛、胃灼热、腿不宁和脚踝肿胀等问题。她们的膀胱会被进一步挤压，从而不可避免地频繁上厕所。在这段时间里，用一个枕头或靠垫来帮助孕妇找到舒适的睡眠姿势非常重要。孕妇枕是一种超长的枕头，可以支撑孕妇的整个身体。许多孕妇发现，孕妇枕在怀孕后期对自己很有帮助。

大多数女性怀孕期间的睡眠问题在宝宝出生后就会消失，但如果在这之后，新手妈妈仍有腿不宁、失眠或者打鼾的情况，一定要去看医生。

最佳睡眠姿势

随着肚子越来越大，侧身睡可能是最舒服的。另外，在两腿之间放一个枕头能够避免背部疼痛。

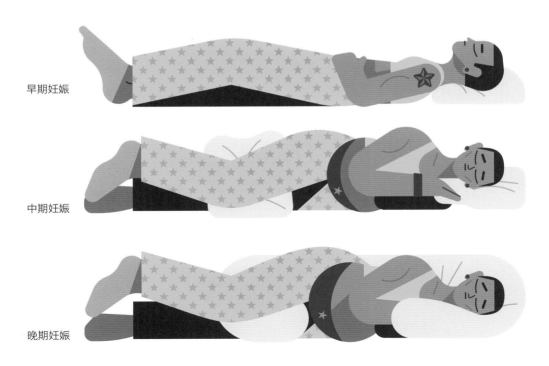

早期妊娠

中期妊娠

晚期妊娠

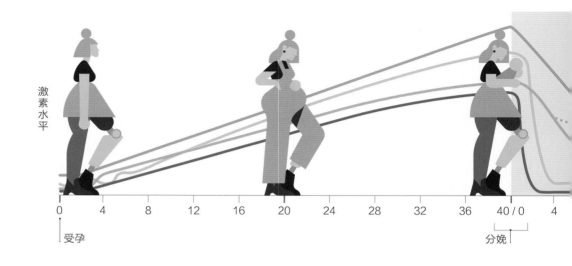

激素水平

| 0 | 4 | 8 | 12 | 16 | 20 | 24 | 28 | 32 | 36 | 40 / 0 | 4 |

受孕

分娩

初为父母，睡眠不足会导致长期健康问题吗？

照顾新生儿意味着打乱正常的睡眠模式，这可能会给看护人带来巨大的生理和心理伤害。

刚刚分娩完的女性的激素水平还处于紊乱状态，加上她们每隔几小时就要起床喂奶，睡眠质量和睡眠时长都会严重下降。雌激素和黄体酮能改善睡眠，减少入睡所需的时间。而分娩后，这些激素的水平会急剧下降。同时，分娩过后，对睡眠觉醒周期有调节作用的皮质醇水平也会下降，这也可能扰乱产妇的睡眠模式。不过，随着激素水平逐渐趋于稳定，产妇的睡眠通常会慢慢改善。

新手父母感到筋疲力尽是很正常的，但是没有数据表明这一阶段的睡眠不足会导致长期的健康问题。

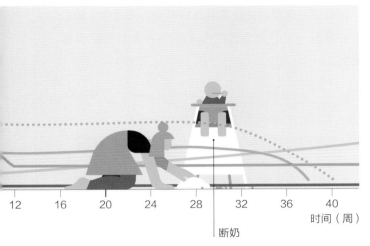

12　16　20　24　28　32　36　40
时间（周）

断奶

孕期和产后的激素变化

　　女性怀孕过程中，性激素和应激激素水平会持续上升，直到孩子出生。分娩之后，这些激素的水平又会急速下降。但是，如果进行母乳喂养，催乳素水平只会缓慢下降。产后八周左右，激素水平基本会恢复到孕前水平，部分人的月经也会恢复。

图例

▬ 皮质醇
▬ 雌激素
▬ 黄体酮
••• 催乳素（母乳喂养）
▬ 催乳素（非母乳喂养）

新手父母度过"折磨期"的方法

　　只要宝宝睡了，父母就抓紧小睡。小睡能提高警觉性，改善情绪。

　　父母轮流"值夜班"，这样可以让每个人都有时间享受规律的、不受打扰的睡眠。

　　夜间哺乳时调暗灯光，这样做会让大人和孩子都更容易重新入睡。

　　不要依赖咖啡和高糖零食来维持精力和体力，这样做会进一步扰乱生物钟。

　　试着坚持有规律地睡觉、起床，哪怕是宝宝制造了一个特别混乱的夜晚。这样做有助于维持正常的生物钟。

哺乳和睡眠

　　如果进行母乳喂养，那么催乳素会在较长时间内保持在较高水平上。

　　研究表明，催乳素对睡眠有一定的帮助，但是这种帮助非常有限。另外，哺乳对妈妈的睡眠也有一定的帮助。

更年期严重破坏了我的睡眠！我该怎么办？

在处在更年期的女性需要面对的诸多挑战中，睡眠是最主要的一个。大约有65%的更年期女性都会有睡眠困扰。

更年期对于女性来说，是从育龄期过渡到老年期的时期，这段时期突出的表现是绝经。更年期通常被分为几个阶段，每个阶段的激素水平有所不同，但是每个阶段所发生的生理变化都会导致严重的睡眠问题，更年期的一些其他常见症状又会加重睡眠问题。

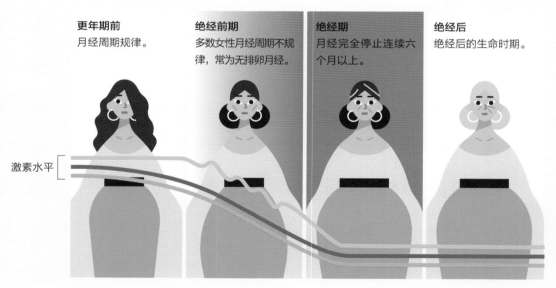

更年期前
月经周期规律。

绝经前期
多数女性月经周期不规律，常为无排卵月经。

绝经期
月经完全停止连续六个月以上。

绝经后
绝经后的生命时期。

激素水平

激素变化

随着更年期的临近、到来，女性体内的激素水平开始出现波动，这会引发各种症状。

图例
雌激素
黄体酮
褪黑素

更年期对睡眠有什么影响？

雌激素和黄体酮水平的下降会导致盗汗、潮热、焦虑、抑郁和体重增加，这些都会影响睡眠。褪黑素受年龄以及雌激素和孕激素水平下降的影响，也会有所下降，这可能导致失眠、难以维持睡眠或醒得过早。

潮热是更年期出现的各种症状中对睡眠影响最大的症状之一，它表现为突然全身发热，导致出汗、心率加快和皮肤潮红。潮热通常会持续几十秒至几分钟，但也有可能持续20分钟以上。保持凉爽是防止睡眠中因潮热而惊醒或因潮热而无法入睡的关键。

激素替代疗法

激素替代疗法（对存在内分泌腺功能减退者补充相应激素的治疗方法）已被证明对治疗更年期睡眠困难有效。补充雌激素可以防止潮热的发生或减少潮热的频率，补充黄体酮可以改善非快速眼动睡眠的质量，还可以防止体重增加，避免因体重增加而产生其他睡眠问题。

更年期女性可以去和医生谈谈，看看激素替代疗法是否适合自己；还可以考虑寻求心理方面的帮助，比如咨询心理医生。如果更年期女性的睡眠问题比较严重，因此导致的焦虑或情绪低落对自己的影响很大，就非常有必要进行心理咨询。

夜间潮热怎么办？

在床边放一套备用的睡衣，这样就可以及时把被汗湿透的睡衣换下来并快速回到睡眠状态。

如果和别人同床，可以单独给自己铺上清凉的床垫、床单，或盖不同的被子。

试着避开已知的失眠诱因，比如咖啡因或酒精。

多吃富含植物雌激素的食物，比如豆腐和鹰嘴豆，这样做有助于预防潮热的发生。

服用ω-3脂肪酸补充剂，食用富含ω-3脂肪酸的油性鱼类和亚麻籽。

为什么年纪越大越睡不好？

不同年龄的人对睡眠有不同的需求，这是完全正常的。不过，昼夜节律的改变和其他生理变化最易使老年人产生睡眠障碍。

上年纪后，人体对于生长和细胞修复的需求减少，需要的睡眠时间也会相应减少，尽管减少得没有我们想象的那么多。（见第8页、第9页）

老年人仍然需要良好的睡眠来保持健康，但许多老年人的睡眠质量很差，且经常睡眠时长不足。

为什么会睡不好？

随着年龄的增长，也许是因为待在室内的时间更多了，老年人暴露在自然光下的时间越来越少，再加上褪黑素分泌的减少，提醒老年人"该睡觉了"的"闹钟"也不再那么准时、灵敏，这对老年人的睡眠非常不利。

老年人也要睡得好

1

充足的日照

老年人每天都要接受充足的日照。如果这样做有些困难，可以安装模拟日光的灯泡（5000~6500K，K：色温单位）。

2

小睡一会儿

下午小睡可以使自己精力充沛。要将小睡时间控制在20~30分钟之内，否则会扰乱晚上的睡眠。

还有许多问题会随着年龄的增长而来，比如骨密度下降或关节僵硬，这可能导致老年人很难舒适地躺在床上。同时，新陈代谢的减慢可能导致体重增加，而明显的体重增加可能导致打鼾或阻塞性睡眠呼吸暂停。

另一个影响睡眠的因素是老年人需要频繁地上厕所。对男性来说，睾酮水平的降低或前列腺肿大都可能导致尿频。对女性来说，更年期导致的激素水平的改变也会导致尿频。

再加上深睡眠的时长会随着年龄的增长而减少这一事实，老年人很可能无法进入深睡眠，进而得不到很好的休息，甚至其他睡眠阶段的问题也会变得很多。

试试下面这些简单的方法，也许对改善老年人的睡眠有所帮助。

药物影响

随着年龄的增长，我们会接触、服用很多不同的药物。在吃任何一种新药之前，都应该咨询医生，看看其副作用中是否有对睡眠的影响。例如：用于治疗高血压的 β 受体阻滞剂会抑制褪黑素的分泌，从而影响睡眠。

3 规律的作息

即使老年人不需要按时工作，坚持相对固定的起床和睡觉时间也会帮助他们保持正常的昼夜节律。

4 坚持运动

运动可以让关节更灵活，将体重维持在健康的范围内。舒缓的瑜伽和散步都比较适合老年人，可以帮助他们改善睡眠。

5 睡前不喝饮品

如果可以的话，睡前的三个小时内不要喝任何饮品，这样做可以减少起夜的次数，从而减少睡眠被打断的次数。

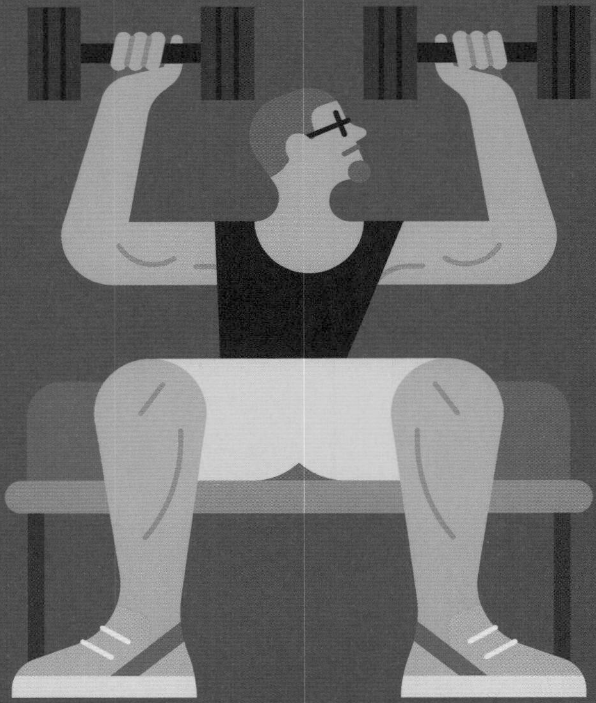

心理和生理

心理和生理与睡眠之间的关系是双向的。心理健康和生理健康会影响睡眠的质量和时长，睡眠的质量和时长又会对幸福感和健康状况产生影响。

我们为什么会打哈欠？

成年人平均每天会打20次哈欠。对于打哈欠的原因，科学家们尚无定论，但他们相信，这种常见的行为一定有什么作用。

人类会打哈欠，其他动物也会打哈欠。研究发现，子宫里的胎儿也会打哈欠。科学界有许多关于打哈欠的理论，但其中大部分都没有证据支持。对于打哈欠的原因，科学家们至今都很难给出明确的说法。

有一种说法是，我们打哈欠是因为无聊。我们在无聊的时候基本不会进行深呼吸，这会导致体内氧含量变低，从而引发哈欠以补充氧气供应。

另一种说法是，当我们睡眠不足时，大脑温度就会上升，而大量吸入空气能给大脑降温。

还有一种说法是，人在紧张或焦虑时容易呼吸不畅，而打哈欠能减轻呼吸不畅的感觉。这是因为打哈欠时，我们通过扩张胸腔向大脑发出信号，表明身体已经吸入足够多的氧气，让大脑不必紧张或焦虑。

阅读这一页也可能让你打哈欠。研究表明，约88%的人只要想到哈欠，就会打哈欠。

精神病患者不会被哈欠"传染"

"传染性哈欠"是指别人打哈欠时，我们自己也会跟着打哈欠。这似乎与移情（一个人认同、理解和感受他人的处境、情感、知觉和思想的心理现象）能力有关。研究表明，精神病患者对"传染性哈欠"免疫，因为他们可能缺乏移情能力。

也有科学家认为，"传染性哈欠"是一种由危机感引发的行为。当一个人打哈欠时，他会吸走所在空间里更多的空气，其他人跟着打哈欠是为了确保他们能够公平地得到氧气。

为什么要闭着眼睛睡觉？

研究表明，眼睛能够控制光线的接收量，在同步昼夜节律方面发挥着至关重要的作用。这可能就是我们要闭上眼睛睡觉的原因。

我们的眼睛不仅能让我们看清周围的世界，还能帮助我们控制光线的接收量。如果我们接收的光线过少或过多，或在错误的时间接收光线，昼夜节律就会被打乱，我们的"主时钟"就会感到困惑。（见第12页、第13页）

闭上眼睛睡觉可以阻止大部分光线进入眼睛，保证"主时钟"的稳定，让它能够准时唤醒我们。

除此之外，闭上眼睛睡觉还可以保护脆弱的眼球。白天，我们通过眨眼清除眼球上附着的灰尘和碎片，润滑眼球表面。晚上，我们的肌肉会放松，不能频繁地眨眼，闭上眼睛就可以不用眨眼而保护眼球了。

有些人闭不上眼睛，这可能是由皮肤问题或眼睑结构造成的，但最常见的是由影响面部神经的疾病（如特发性面神经麻痹）引起的。如果你总是在醒来时感觉眼睛发红、发痒或疼痛，或者有人说你睡觉时睁着眼，请立即就医。一般来说，滴眼药水就有效果，但在某些情况下，可能需要手术。

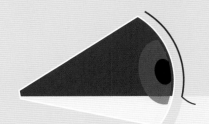

睡觉时眼睛会全睁或半睁的人约有 **20%**。

为什么睡觉时会磨牙？

如果你醒来时感觉头疼、下巴发紧或牙齿敏感，则很可能有夜磨牙症，即在睡眠期间由咬肌和其他肌肉节律性收缩引起的，以强烈的牙齿摩擦或咬牙为特征的刻板性运动。

大约每10个人里就有一个人被磨牙困扰。很多人不知道自己会磨牙，直到同睡的人提出来或者牙医注意到他们的牙齿的特殊磨损时，他们才会意识到自己会磨牙。

下颌部位的肌肉非常强壮，磨牙时，这些肌肉会不断地用力收缩，这可能导致紧张性头痛、牙齿断裂、脸型改变或下颌疼痛。

大约70%的夜磨牙症是压力和焦虑导致的，因为咬紧牙关、绷紧下巴和颈部肌肉是常见的应激反应。其余的夜磨牙症多是由骨骼结构导致的，或者与另一种睡眠障碍同时存在。

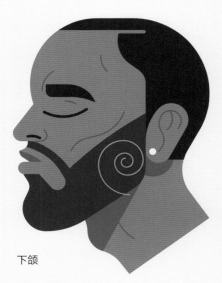

下颌

能够缓解肌肉紧张的按摩方法

用双手的食指和中指指尖轻轻画圈按摩下颌，然后是太阳穴，最后是颈部。每当我们感到紧张或者面部疼痛时就这样做，每次按摩最多持续一分钟。

如何治疗夜磨牙症？

可以从牙医那里要一个牙套为下颌减压。使用这种牙套有助于减轻睡觉时的紧张感和磨牙带来的疼痛。

如果磨牙是由压力或焦虑引起的，可以多做放松练习，或参加与失眠认知行为疗法（见第122页、第123页）相关的课程。这些课程可以帮助我们管理对压力的反应。

如果患有另一种睡眠障碍，比如阻塞性睡眠呼吸暂停（见第65页），就先治疗其他障碍，因为其他障碍很可能是导致磨牙的原因。其他障碍解决后，至少可以缓解磨牙。

如果磨牙非常严重，可以尝试注射肉毒杆菌毒素，这样做可以让参与磨牙的下颌部位上的肌肉放松下来，也许对治疗夜磨牙症有一定的帮助。

按下面的方法按摩可以缓解与磨牙有关的肌肉的紧张。

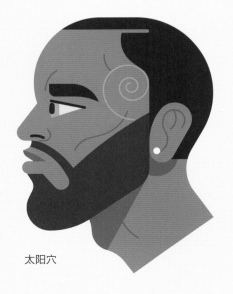

太阳穴

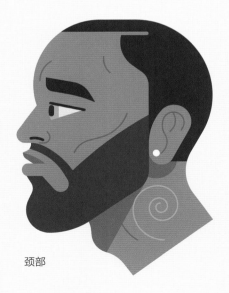

颈部

真的有"鬼压床"这种事吗？

头脑清醒，但身体却无法动弹、无法说话的经历真的很可怕。为什么会出现这种情况呢？

"鬼压床"相当常见，常出现于即将入睡或刚醒来时。"鬼压床"的学名叫睡眠麻痹，与发作性睡病、创伤后应激障碍、惊恐和癫痫等疾病有关，也可能由睡眠不足、其他睡眠障碍、时差等引起。

在进入快速眼动睡眠后，大脑会发出指令让肌肉放松。这是因为在快速眼动睡眠阶段，大脑处于高度活跃状态，我们会做梦，所以我们需要肌肉暂时"瘫痪"以防止身体将梦境变成现实。如果这时大脑"醒过来"了，而身体仍然在"瘫痪"中，就会出现睡眠麻痹。如果睡眠麻痹发生在我们正在做一个特别生动的梦的期间，我们的大脑可能一时更难确定什么是真实的，什么是梦境，情况就会更糟。

睡眠麻痹的过程

大脑从快速眼动睡眠中"醒来"，但"唤醒信息"并没有到达身体的其他部位，所以身体仍然在"睡觉"。睡眠麻痹常表现为无法动弹或无法说话。

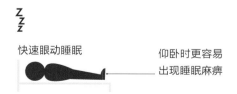

快速眼动睡眠

仰卧时更容易
出现睡眠麻痹

　　睡眠麻痹虽然听上去有些吓人，但没有任何危险，且通常持续时间很短。研究表明，睡眠麻痹的平均持续时间约为六分钟，约8%的人在一生中至少会有一次"鬼压床"的经历，且年轻人更易碰到这种情况。

　　遇到睡眠麻痹时，我们的胸部可能会有压迫感，有时还伴有呼吸困难，这可能是由夜间肌肉活动减少造成的。很多民间传说中都有"鬼压床"的故事，但如今我们知道，这只是一种简单的生理反应。

怎样应对睡眠麻痹？

　　首先，不要因为睡眠麻痹而焦虑，进而对睡眠造成长期影响。睡眠麻痹发作时可能会让人感到痛苦，但很快就会过去。其次，压力过大很容易引发睡眠麻痹，因此睡前放松至关重要。再者，保持良好的睡眠卫生（见第24页、第25页）可以降低睡眠麻痹发作的频率。

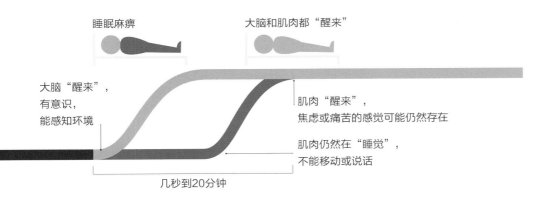

睡眠麻痹　　　　　　　大脑和肌肉都"醒来"

大脑"醒来"，
有意识，
能感知环境

肌肉"醒来"，
焦虑或痛苦的感觉可能仍然存在

肌肉仍然在"睡觉"，
不能移动或说话

几秒到20分钟

睡觉时为什么会有往下掉的感觉？

在刚刚入睡时，我们有时会突然感觉自己"掉了下去"，有时甚至会因此惊醒，这就是"入睡抽动"。关于入睡抽动的原因，现在尚无定论。

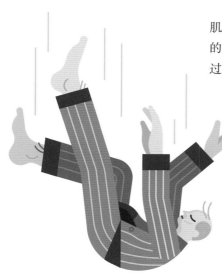

入睡抽动是一种腿部肌肉短暂的、不自主的运动。肌肉的这种运动被称为肌阵挛，其实，打嗝也是肌阵挛的反应之一。大多数人或多或少都有过这样的经历，不过可能体验不同。一些人会感觉从楼顶上掉了下来，或从床上掉了下来；另一些人会出现幻觉；还有一些人会全身抽搐。

有一些科学家认为，在我们睡着的时候，大脑中的神经有两种状态——一部分仍然比较活跃，另一部分则处于抑制状态。当大脑中的神经在这两种状态之间转换时，身体就会出现抽动，就像"有意识的神经"和"无意识的神经"在斗争一样。

生存机制

还有一些科学家认为，入睡抽动是人类的一种与生俱来的生存机制。人类的灵长类祖先在放松和进入睡眠时，要始终确保自己能够安全地待在树上，并且能够随时醒来以逃避附近的捕食者，因此会以抽动来提醒自己不要睡得太沉。

当然，还有一部分科学家认为，入睡抽动是随机发生的，它可能只是肌肉放松的物理结果。

如果入睡抽动常使自己无法入睡，可以去看看医生，检查是否有下肢不宁综合征（见第85页）或与睡眠有关的腿部痉挛。不过不用太担心，以上两种问题是可以被治愈的。

约有
70%
的人经历过入睡抽动，约有 10% 的人每天都会经历入睡抽动。

虽然往下掉的感觉会让人感到害怕，但这只是一种不自主的反射，不会对我们造成任何伤害。

为什么会打鼾？

打鼾会干扰我们和周围人的睡眠。很多人曾被尖锐的声音吓醒，然后才意识到这是自己发出的鼾声。人为什么会打鼾呢？

鼻鼾是睡眠时因呼吸道不畅而发出声音的表现。我们睡觉时，喉咙和口腔的肌肉会放松，但是对于打鼾者来说，这些放松的组织会凹陷到气管中，堵塞部分气管。我们呼吸时，空气在这些组织上方和周围受到挤压，形成振动，这种振动形成的声音通常很吵。

约有51%的男性和40%的女性会打鼾，体重超标、吸烟、饮酒、服用安眠药或仰卧睡觉的人更容易打鼾，因为这些因素会让喉咙部分的肌肉过度放松。有过敏症和鼻窦炎的人也更容易打鼾，因为这些问题导致的鼻塞会阻碍气流通过。

尽管打鼾让人困扰，但它本身并不危险。不过，如果打鼾是由阻塞性睡眠呼吸暂停（见第65页）引起的，就要提高警惕了。阻塞性睡眠呼吸暂停是一种需要进行专业治疗的严重疾病。

快速解决打鼾的方法

侧卧可以让呼吸道更通畅。孕妇枕可以帮助孕妇保持正确的睡姿。

在脖子下面放一个楔形枕头可以抬高头部，防止喉咙部位的肌肉过度下垂。

鼻腔喷雾剂可以减少鼻内充血现象，使鼻腔通畅。

打鼾的原理

如果睡眠时呼吸道完全打开，我们能正常呼吸，就不会打鼾。会阻挡气流，导致打鼾的部位主要是鼻腔、软腭和舌头。

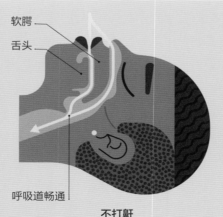

软腭
舌头
呼吸道畅通
不打鼾

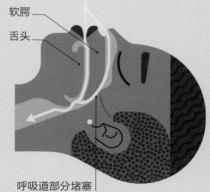

软腭
舌头
呼吸道部分堵塞
打鼾

为什么打鼾时会发出噼啪声？

打鼾时发出喘息声或噼啪声可能是阻塞性睡眠呼吸暂停的表现。阻塞性睡眠呼吸暂停是一种严重的疾病。

阻塞性睡眠呼吸暂停是由睡眠时鼻和鼻咽、口咽和软腭、舌根部肌肉严重松弛，阻塞呼吸道，引发的气流停止流通达10秒或更长时间的状况。患此病的人每晚通常会发作30次以上。为了呼吸，他们会短暂醒来。这种重复醒来的模式会导致疲劳，长期下去还会导致严重的疾病，比如2型糖尿病、高血压、心脏病和精神疾病等。

超重的人更易患阻塞性睡眠呼吸暂停，因为他们咽喉和口腔中的脂肪更多，睡觉时肌肉放松，呼吸道被堵塞的面积就会更大。

应对阻塞性睡眠呼吸暂停的方法

可以采用持续气道正压通气法治疗，或是使用护齿，或是改变生活方式（如减肥、戒烟、戒酒）。

阻塞性睡眠呼吸暂停的危害

当患者的呼吸道被完全堵塞时，身体就会缺氧，这种紧急情况会使患者清醒过来以重新呼吸。这种持续不断的短暂窒息和创伤性觉醒会让患者承受很大的压力，还会伤害大脑内与存储记忆有关的海马回。

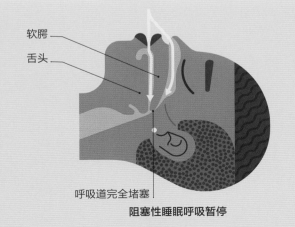

软腭

舌头

呼吸道完全堵塞

阻塞性睡眠呼吸暂停

睡觉时体温为什么会波动？

过冷或过热都不利于睡眠。很多人在睡觉时会把腿从被子中伸出来降温，结果半夜又因双脚冰凉而醒来。

睡觉时体温会波动，体温的波动是由我们的昼夜节律（见第12页、第13页）控制的。其实，我们的体温在一天之中都在波动。大脑可以利用体温的变化来调节睡眠觉醒周期，向身体发出信号，让身体分泌能够唤醒我们或能让我们入睡的激素。

体温的波动也受自然光的影响。在起床前的几个小时里，体温会随着黎明的临近而轻微升高，这可以促进皮质醇的分泌，帮助我们醒来。随后，体温会继续上升，在临近傍晚时达到顶峰，然后开始慢慢下降。

体温的高峰和低谷

尽管体温在一天之中只有轻微的波动，但这些微小的变化足以触发激素分泌的调节开关，从而影响我们的睡眠觉醒周期。

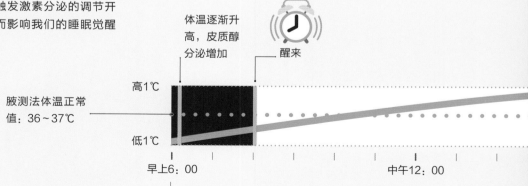

体温逐渐升高，皮质醇分泌增加

醒来

高1℃

腋测法体温正常值：36~37℃

低1℃

早上6：00　　　　　　　　　　中午12：00

之后，褪黑素分泌增多，我们的警觉性降低，开始为睡眠做准备。在入睡后的几个小时内，体温会持续下降，直到凌晨两点左右达到最低值。如果环境温度不变，我们的体温在入睡后到凌晨会一直下降，我们就会慢慢地感到冷。这就是我们会在刚睡觉时感觉很热，半夜又被冻醒的原因。

体温会随身体活动情况、疾病、周围环境的温度而变化。对女性来说，体温还会随月经周期变化。太热会让我们难以入睡，因为过热会导致褪黑素分泌得不够多。另外，如果早上屋里太冷，也会导致皮质醇分泌得不够多，这或许就是我们在寒冬的早晨起不来床的原因。

想提高睡眠质量，首先要控制好室温（见第171页），其次要注意睡前习惯。洗热水澡或剧烈运动可能会干扰褪黑素的分泌，让我们更难入睡。

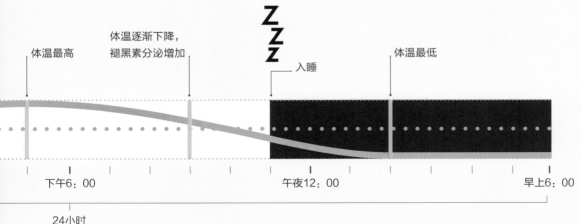

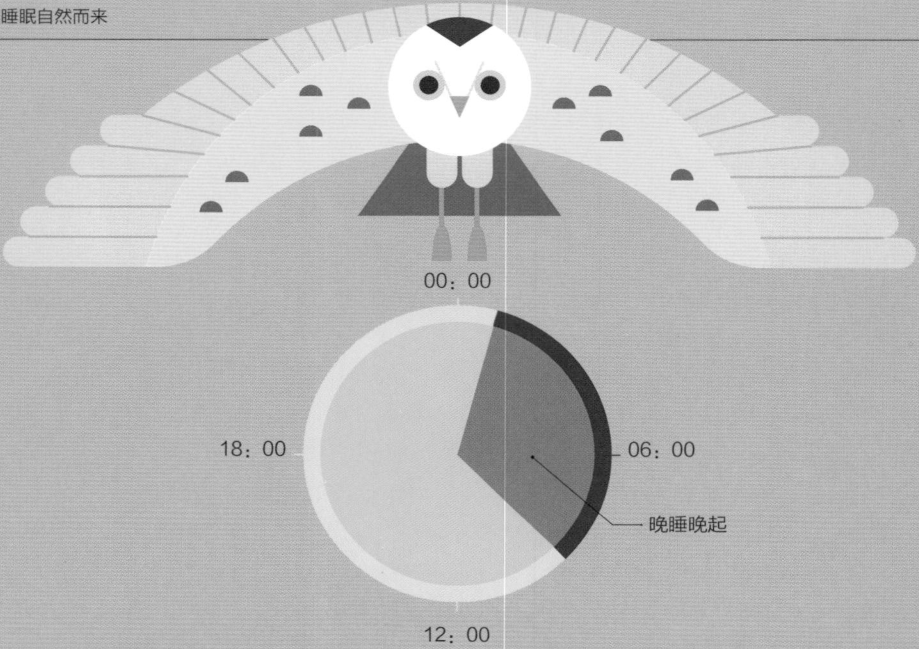

00：00

18：00

06：00

晚睡晚起

12：00

什么是"早起鸟"和"夜猫子"？

当家里的其他人都在酣睡时，有一个人依然清醒、精力充沛，那么这个人很可能是"夜猫子"。同样，当其他人都没起床时，有一个人已经开始了一天的工作，那么这个人很可能是"早起鸟"。

睡眠觉醒周期的确切时间因人而异，我们将这个"确切时间"称为生理时钟。生理时钟不仅决定睡眠时间，还决定其他日常活动的时间。

生理时钟的不同可能造就两种人——"早起鸟"和"夜猫子"。"早起鸟"指起得早的人，这些人的身体机能能在早上更好，不过他们睡得也相对早一些；"夜猫子"指睡得晚的人，他们起床也较晚，他们的身体机能达到巅峰的时间也相对较晚，不过他们也会将好状态保持到更晚，甚至到深夜。"早起鸟"和"夜猫子"都是比较极端的类型，大多数人处于这两者之间，被称为"中间人群"。

充分利用生理时钟

生理时钟是由基因决定的，不能重置。我们要了解自己的生理时钟并接受它，不要与之对抗。"早起鸟"可以把重要的会议安排在早上，把日常工作留到晚些时候。现在，越来越多的雇主意识到，不是每个员工都能在朝九晚五的工作中表现出最好状态，因此就有了灵活的上班时间。研究发现，只要允许"夜猫子"晚半小时上班，就能大大减少他们请病假的次数。

如何判断自己是"早起鸟"还是"夜猫子"？

试着通过记睡眠日记（见第26页、第27页）来了解自己的生理时钟，记录时主要关注以下内容。

醒来时的警觉性

依据大脑醒来的速度可以很好地判断出生理时钟的"唤醒时间"。如果一个人早起后很困，甚至闹钟响了还在睡觉，那他可能是"夜猫子"。

专注力

"早起鸟"在早晨更加专注，然后专注力会逐渐减弱。"夜猫子"的专注力会在较晚的时间达到顶峰，但可以在傍晚和晚上一直保持这种专注力。

体能

"早起鸟"的身体在早上达到最佳状态。

入睡时间

在需要比平时睡得早的时候，"早起鸟"更容易入睡，而"夜猫子"几乎不可能做到这一点。"夜猫子"在午夜之前很难入睡。

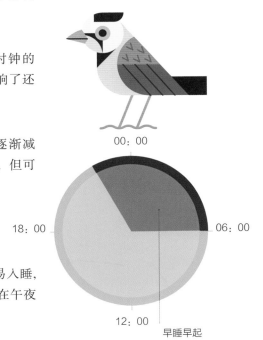

00：00

18：00   06：00

12：00

早睡早起

为了好睡眠，练练瑜伽吧！

睡觉前10～20分钟，可以拿着瑜伽垫，找个安静的地方练练瑜伽。先练呼吸：平躺，用鼻子缓慢吸气，吸3秒，将气息带到腹部，吸到腹部饱满，感觉再也不能吸进一点儿空气；屏息2秒；用嘴轻轻呼气，呼3秒。练瑜伽的时候要一直保持这样的呼吸频率，慢慢地深呼吸。

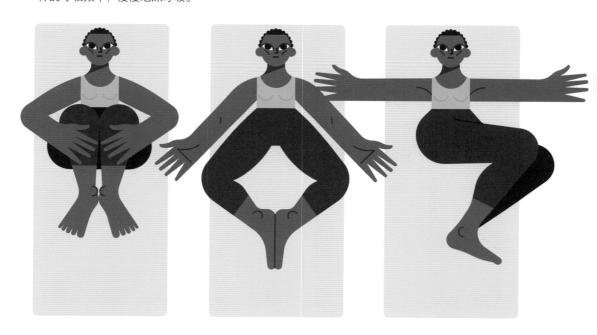

膝胸式

平躺，抬起双腿，将膝盖向胸部靠拢，用双手抱住膝盖或小腿。专注于呼吸，保持1分钟。之后松开膝盖，双腿保持弯曲，双脚向下落到垫子上。

仰卧束角式

接着膝胸式的结束动作，将双臂伸直，斜放在身体两侧，手心朝上。双脚脚心相对，双膝慢慢向两侧分开，尽量贴向地面。专注于呼吸，保持1分钟。之后慢慢将双腿并拢，使双腿回到膝胸式的结束动作。

仰卧脊柱扭转式

接着仰卧束角式的结束动作，将双臂向上移，贴着地面侧平举。双膝同时向一侧倒，尽量贴向地面。专注于呼吸，保持1分钟。之后慢慢地将双膝收回，再做反向练习。

练习瑜伽有利于睡眠吗？

瑜伽是一种将身体姿势和呼吸控制结合起来的运动。有些瑜伽体式对身体能力的要求很高，可以让人精力充沛，而有些瑜伽体式能帮助人们放松和冥想，有助于睡眠。

所有的瑜伽练习都需要调息，调息是一种有意识的深呼吸。调息不仅有助于减缓心率，还能刺激迷走神经。迷走神经是行程最长、分布最广的混合性脑神经，从大脑一直延伸到心脏、肺、上消化道和胸腹部的其他器官，对激活副交感神经系统有关键作用。副交感神经系统负责对内部器官和腺体的无意识调节。研究表明，瑜伽调息可以缓解神经的紧张和高度警觉状态，让人放松下来。

放慢思维

瑜伽还可以帮助我们达到睡眠所需的理想状态。哈他瑜伽节奏相对较慢，具有恢复性，能够让我们放松下来。瑜伽冥想能够帮助我们"制服"心灵，超脱物质欲念，从而心无杂念地进入睡眠。研究表明，瑜伽可以增强我们进入深睡眠的能力。

瑜伽随处可练。可以在瑜伽馆练习，也可以通过各种在线平台在家练习。尽管高难度的瑜伽需要在老师的指导下练习，但这里提到的简单的瑜伽体式和调息都可以在家里轻松跟做。

练练瑜伽，放松一下，将瑜伽当作入睡前的最后一件事吧！

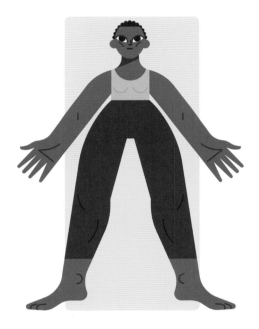

躺尸式

接着仰卧脊柱扭转式的结束动作，将双臂贴着地面向下移至舒服的位置。伸直双腿，双腿略微分开，双脚呈"外八字"。专注于呼吸，还可以闭上眼睛，保持1分钟。完成练习后，可以到此结束，也可以重复这组体式。

运动时间对睡眠有什么影响？

运动对健康和幸福感至关重要，运动的时间和强度也会影响睡眠。跟随生物钟的步调运动，就可以从运动中获得最大收益，收获良好的睡眠。

一般来说，运动会增加睡眠压力（见第14页、第98页），这不仅能使我们快速入睡，还能让我们睡得更久。

早上运动

早上，我们体内的皮质醇水平自然升高。皮质醇能够改善身体的修复功能，可以帮助我们更快地从早上的运动中恢复过来。

下午或傍晚运动

在15点到19点之间运动不仅有利于睡眠，还能将运动的作用最大化。因为在这段时间里，身体的适应能力和神经的敏感性最好，肌肉力量也会达到顶峰。

与昼夜节律同步

在计划运动时间时要考虑到昼夜节律。和昼夜节律保持同步就能最大限度地发挥运动的好处，同时确保良好的睡眠。

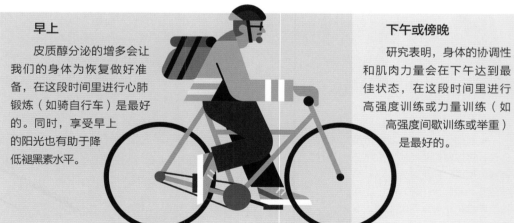

早上

皮质醇分泌的增多会让我们的身体为恢复做好准备，在这段时间里进行心肺锻炼（如骑自行车）是最好的。同时，享受早上的阳光也有助于降低褪黑素水平。

下午或傍晚

研究表明，身体的协调性和肌肉力量会在下午达到最佳状态，在这段时间里进行高强度训练或力量训练（如高强度间歇训练或举重）是最好的。

要注意的是，不能因为这段时间是运动的好时间，就一定要在这段时间里运动，还要考虑自己的现实问题，比如工作。

夜间运动

夜间进行强度较大的运动会明显干扰睡眠，睡前放松下来才是关键。体力的消耗会促使身体分泌更多的肾上腺素和皮质醇，使体温升高，让人保持清醒。这些激素还会阻碍褪黑素的分泌，让人不觉得困倦。如果这段时间是我们一天中唯一可以运动的时间，那就尽量在运动和睡觉之间留出几个小时，让头脑和身体在运动后有足够的时间放松下来。

睡眠与运动

人生长激素是进行肌肉修复所必需的，在运动后，肌肉的修复尤为重要。深睡眠阶段是人生长激素大量分泌的时间。因此，深睡眠中断可能意味着我们的身体错过了重要的修复时间。

充足、高质量的睡眠可以帮助我们保持肌肉健康，降低运动时受伤的风险。

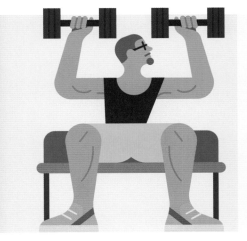

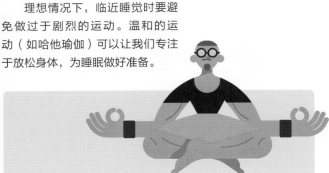

夜间

理想情况下，临近睡觉时要避免做过于剧烈的运动。温和的运动（如哈他瑜伽）可以让我们专注于放松身体，为睡眠做好准备。

缺乏睡眠会降低免疫力吗？

良好的睡眠能增强免疫系统的功能，帮助我们更好地抵御疾病。反之，缺乏睡眠会降低免疫力，增加患病风险。

我们睡觉时，免疫系统高度活跃，会释放大量参与免疫应答或与免疫应答有关的免疫细胞。缺乏睡眠意味着免疫细胞"产量"减少，这会使我们的抵抗力降低，患病的风险升高。

当免疫系统发现病毒入侵时，会激活胸腺依赖淋巴细胞（简称T细胞），使其"发起反抗"。科学家们对比了整夜安睡的人和熬夜的人体内T细胞的数量，发现拥有健康睡眠的人体内的T细胞激活水平更高。

长期压力对免疫系统的影响

压力会导致皮质醇分泌增多。虽然皮质醇有助于对抗炎症，但长期压力会使皮质醇水平一直保持在较高的水平上，这会减缓免疫系统的反应。同时，随着时间的推移，身体会对皮质醇产生抵抗力，使皮质醇不再能够有效地对抗炎症，甚至会引发炎症。

除了会影响皮质醇水平，长期的压力还会干扰睡眠（见第198页、第199页）。因此，找到有效的方法来控制、减少压力，比如练习瑜伽（见第70页、第71页）或正念冥想（见第114页、第115页），有助于获得良好的睡眠，维护免疫系统的健康。

甲状腺问题是睡眠不佳的罪魁祸首吗？

甲状腺会分泌激素，这些激素能够调节身体的许多功能。如果甲状腺不能正常工作，就会影响我们的睡眠，损害我们的健康。

由甲状腺分泌的三碘甲腺原氨酸和甲状腺素参与新陈代谢、体温和心率的调控。如果甲状腺不能分泌足够的三碘甲腺原氨酸和甲状腺素，甲状腺机能就会减退，也就是我们常说的甲减。甲减比较常见，多见于中老年女性。甲减会导致体重增加，进而增加打鼾和睡眠呼吸暂停的风险。可以用激素替代疗法治疗甲减。一旦三碘甲腺原氨酸和甲状腺素水平恢复正常，许多甲减的症状就会消失或更容易被控制。

相反，三碘甲腺原氨酸和甲状腺素分泌过多时，甲状腺功能会亢进，也就是我们常说的甲亢。甲亢也多见于女性，但通常发生在年轻时。过多的激素会过度刺激神经系统，导致焦虑和心率加快，让人难以入睡，还可能导致盗汗。同样，我们可以通过一系列的治疗方法来治疗甲亢。一旦甲亢得到控制，由其引起的那些与睡眠不佳有关的症状就可能消失。但是，如果失眠已经很严重了，就需要单独解决失眠问题，可以尝试失眠认知行为疗法（见第122页、第123页）相关课程。

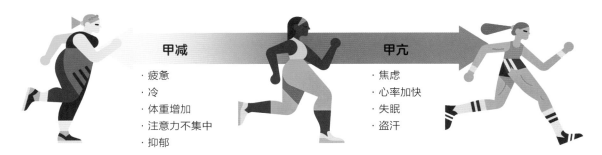

甲减

- 疲惫
- 冷
- 体重增加
- 注意力不集中
- 抑郁

甲亢

- 焦虑
- 心率加快
- 失眠
- 盗汗

缺乏睡眠会影响体重吗？

睡眠不足会让我们无精打采，这样我们就更有可能依赖高能量食物来保持活力。除此之外，缺乏睡眠对饮食还有很多更长久的影响。

研究发现，身体质量指数（通常作为人体胖瘦程度以及是否健康的标准）较高的人更容易有睡眠不佳的情况。如果有人问："睡眠不足会不会让人变胖？"我们可以斩钉截铁地回答："会！"

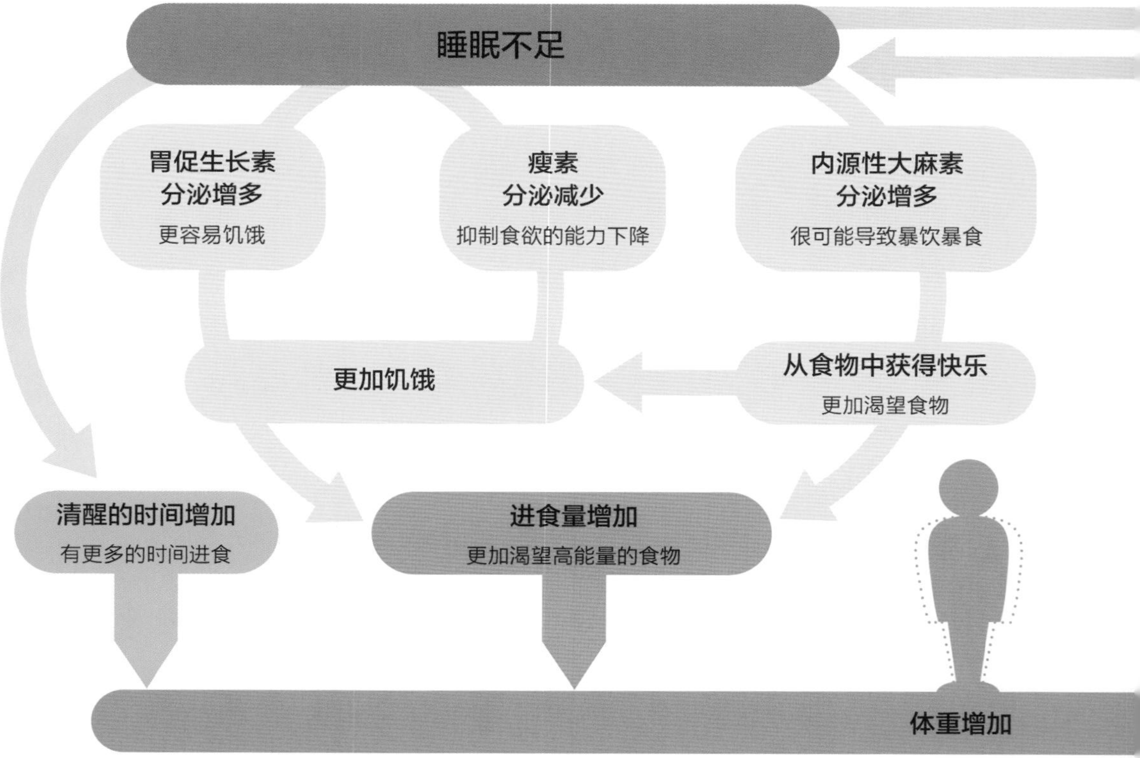

睡眠不足

胃促生长素分泌增多
更容易饥饿

瘦素分泌减少
抑制食欲的能力下降

内源性大麻素分泌增多
很可能导致暴饮暴食

更加饥饿

从食物中获得快乐
更加渴望食物

清醒的时间增加
有更多的时间进食

进食量增加
更加渴望高能量的食物

体重增加

研究发现，晚上睡眠不足的人在第二天就会多摄入约385千卡的食物。长期睡眠不足会使这些热量不断累积，睡眠不足持续一个月会导致身体的脂肪增加约1千克。

睡眠如何影响饮食

如果我们休息得好，抑制食欲的瘦素的分泌就会增多，会让人产生饥饿感的胃促生长素的分泌则会减少。睡眠不足时则正好相反。睡眠不足的人醒来后会比平时更饿，会吃得更多。吃进的脂肪会令我们体内产生一种类似于大麻的化学物质——内源性大麻素，它会让我们产生愉悦感，进而暴饮暴食。这就是我们在尝了一片薯片后，会将剩下的一盒薯片一扫而光的原因。

睡眠少也意味着醒着的时间更长，这会让我们的大脑超负荷运转，大脑的"奖励中心"就会想办法弥补自己，从而让我们对食物非常敏感，吃得比平时多得多。除此之外，睡眠不足会让我们在第二天更加疲劳，削弱我们运动的动力。运动减少代表能量消耗减少，多吃的食物就会以脂肪的形式储存起来。

体重增加会使相对轻微的睡眠问题变得严重，比如让我们患上阻塞性睡眠呼吸暂停（见第65页）。

良好的睡眠有利于控制体重

适当增加睡眠时间会让瘦素和胃促生长素水平恢复正常，防止大脑变成寻找能量的"怪兽"。多睡一些也会让我们的精力更充足、情绪更好，还会让我们更爱运动。

睡不好，吃不好

研究表明，睡眠不足会严重破坏体内控制食欲的重要激素的平衡。这种影响加上睡眠不足带来的其他后果，会导致体重增加。

长期疲劳
活力不足，心情糟糕

身体不累
困意延迟

不爱运动
没有锻炼的欲望

性高潮可以提高睡眠质量吗？

对于大多数人来说，性高潮后会感觉困倦，因此性高潮有促进睡眠的作用。

性高潮会促进一些激素的分泌，这些激素能放松大脑和身体其他部位，同时也能促进睡眠，让人更有可能进入安稳的睡眠状态。

催产素被称为"爱情激素"，能抵消皮质醇的影响，缓解压力，让我们更容易入睡。

血清素被称为"快乐激素"，它不仅能帮助我们在性高潮后保持好情绪，还能让我们放松下来。同时，它还可以"变身"为褪黑素，而褪黑素能够引发困意。

催乳素有很多功能，其中之一就是促进睡眠，让我们在性行为后感到困倦。研究表明，男性在性高潮时分泌的催乳素约是女性的四倍。

性高潮会使人发困，这不仅仅是因为激素的作用。在性高潮期间，大脑中与逻辑思维有关的部分也会暂时停止工作，以便让头脑从忧虑和恐惧中解放出来。

如果你入睡困难，那就在睡前体验一次性高潮吧！之后，你的身体就会进入睡眠模式，让我们获得放松、满意的睡眠。

性高潮的"催眠"效果更好吗？

研究表明，所有的性行为都能在一定程度上促进睡眠，但与伴侣在性行为中达到性高潮会有更大的"催眠"效果，尤其是对男性来说。

性高潮能够促进一些激素的分泌，不仅可以帮助我们进入睡眠，还可以帮助我们有效地缓解疼痛，减轻压力。

睡眠会受月经的
影响吗？

很多女性发现，在经期前后以及排卵期前后，她们的睡眠质量都不好，这是由体内激素水平的变化引起的。

经期前后，黄体酮和雌激素处于最低水平，这会使褪黑素分泌减少，导致入睡困难或难以维持睡眠。以月经周期为28天、月经持续时间为5天的人为例，睡眠困难的情况通常会随着激素水平的升高而改善，在第7天左右消失。不过，在排卵期（大约在经期后的第14天），这些与睡眠有关的烦恼又会再次出现，因为此时的雌激素水平达到高峰，这会刺激神经系统，让人更加清醒。到了第21天左右，睡眠又会有所改善。等到了第28天，睡眠又会受到干扰，月经来潮，激素水平又会改变……

痉挛和睡眠

在月经期间，腹痛、腹胀或抽筋会严重影响睡眠。使用热水袋或补充镁元素（花生、腰果等食物中富含镁元素）可以使导致子宫收缩的肌肉放松下来，缓解月经带来的不适。

激素水平的波动

在月经周期中，激素水平的波动会干扰睡眠。

月经期间，雌激素和孕激素水平下降，这会使褪黑素的分泌减少。

雌激素和孕激素水平降低，褪黑素分泌减少

第 28 天/第 0 天

第21天

第7天

图例
— 雌激素
— 孕激素
睡眠不佳的时段

第14天（进入排卵期）

雌激素水平达到高峰

缺乏睡眠对性欲和生育能力有影响吗？

在产生性欲和精子的过程中，睾酮起着关键作用。睡眠不足会抑制睾酮的分泌，而睾酮过少又会反过来影响睡眠。

睾酮是一种性激素，有刺激男性生殖器官发育，维持男性特征等作用。睾酮过少会导致勃起功能障碍、情绪不佳、体重增加和精子数量减少等问题。

入睡后，睾酮的分泌增多，在第一次快速眼动睡眠期间达到顶峰。因此，睡眠不足会导致睾酮分泌的减少。

受伤、生病和年龄增长也会造成睾酮水平的下降，进而导致睡眠不佳。一项针对65岁及以上男性的研究表明，睾酮水平较低的人非快速眼动睡眠时长较短，夜间醒来的次数较多。另外，睾酮水平低还可能导致体重增加，从而增加打鼾或阻塞性睡眠呼吸暂停的风险，进而干扰睡眠。

睾酮水平过高也会影响睡眠，使用含有睾酮的类固醇甚至会导致失眠。

目前，科学家们还没有完全参透睡眠和睾酮分泌之间的复杂关系，但可以确定的是，良好的睡眠对维持正常的睾酮水平非常重要，而正常的睾酮水平是男性维持健康的性生活的关键。

研究发现，只睡四个小时的男性体内的睾酮水平比睡八个小时的男性体内的睾酮水平低 **10%～15%**。

如何缓解由慢性疼痛造成的睡眠问题？

将近88%的慢性疼痛患者称，他们的睡眠质量很差，而很差的睡眠质量反过来又会加重疼痛。

许多疾病会导致慢性疼痛。纤维肌痛、多发性硬化、类风湿关节炎、骨关节炎、神经损伤和癌症都是慢性疼痛的主要诱因。不过也有很多时候，我们找不到疼痛的原因。疼痛和睡眠之间的关系是双向的：疼痛会导致睡眠质量差，而睡眠质量差又会加强我们对疼痛的感知。缺乏深睡眠会影响身体对抗疼痛的能力，会抑制催乳素和人生长激素的分泌，而这两种激素都具有抗炎性，对身体的修复功能至关重要，因此缺乏这两种激素又会进一步"强化"疼痛。

"疼痛循环"

睡眠不佳会加强我们对疼痛的感知，而对疼痛的感知又会成为入睡和维持睡眠的障碍。这样，睡眠和疼痛之间的影响会一直持续下去，并且不断加深。

疼痛

难以入睡
躺在床上时，我们没有可以转移注意力的事情，对疼痛的感知就会加深。我们越疼痛，就越难入睡

难以维持睡眠
疼痛会触发应激反应，提高我们的兴奋度，让我们变得更加清醒

缺乏睡眠
睡眠不佳会使我们对疼痛更敏感，还会减弱身体控制疼痛的能力

当我们感到疼痛时，肌肉会紧绷起来。对于慢性疼痛患者来说，肌肉紧张似乎是一件很正常的事，甚至连他们自己都没意识到这一点。可是，这种紧张会加重疼痛的感觉。因此，学会放松是减弱疼痛的有效方法。

学会放松，打破"疼痛循环"

渐进式放松训练是一种循序渐进的、使肌肉先紧张后放松的训练方法，可以按一定的顺序放松肌肉。研究表明，渐进式放松训练有利于缓解疼痛，可以减弱疼痛的感觉并改善睡眠。我们可以花大约10分钟的时间试试下面的练习，看看这种方法是否有效。

1.仰卧，放缓呼吸并保持稳定的呼吸节奏，感受吸气和呼气的动作。持续1分钟。

2.从左脚开始，紧紧绷住左脚的肌肉，同时慢慢吸气，坚持5秒。然后呼气，同时快速放松左脚的肌肉，体会紧张感的突然释放。重复左脚的练习1次，之后开始右脚的练习。

3.按"左脚、右脚、小腿、大腿、臀、腹、左手、右手、臂、胸、肩、颈、面"的顺序依次重复"绷紧、放松"的过程。

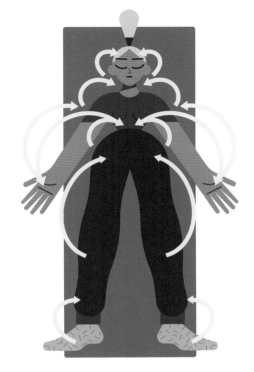

逐渐放松

渐进式放松训练的原理是每次将精力集中在身体的一个区域，从脚开始，逐渐上移到面部。这个训练能让我们清晰地感受到肌肉的一张一弛，体验放松的感觉。

睡觉时身体为什么会动来动去？

睡觉时动来动去是正常的，但是辗转反侧一整夜，醒来感觉像没睡觉一样是有害的。

首先我们要知道，睡觉时经常变换姿势是很正常的事情，而且还有好处——促进血液循环，防止身体麻木或疼痛。在快速眼动睡眠阶段，我们的身体会暂时"瘫痪"，不怎么动；在其他睡眠阶段，我们会一直动来动去。在非快速眼动睡眠的 I 期和 II 期，身体的活动会导致"微觉醒"，但不会唤醒我们，我们会在"微觉醒"后立即回到睡眠状态。

有害的"辗转反侧"

如果我们早上醒来后记得自己在夜里辗转反侧，并且感觉自己没有休息好，那我们很可能是从深睡眠中醒来的。造成这种情况的原因有很多，比如睡前剧烈运动、焦虑、环境过热，或者患有睡眠呼吸暂停、下肢不宁综合征、慢性疼痛等疾病。

除了以上原因，周期性肢体运动障碍也会导致睡觉时手臂和腿长时间抽动，每次抽动持续0.5～5秒。这不仅会干扰睡眠，还可能让同睡的人遭受意外"飞踹"！与下肢不宁综合征不同，周期性肢体运动障碍只在睡觉时发生。科学家们发现，携带特定基因的人患周期性肢体运动障碍的风险较高。另外，这种病同高血压、刺激过度和焦虑也有一定的关系。

减少压力是降低睡眠期间醒来次数，稳定血压的关键。另外，咖啡因也会使周期性肢体运动障碍恶化，因此，患有此病的人在睡前4～5小时内应避免所有含咖啡因的食物和饮料。

每天晚上，健康的成年人在睡觉时会活动 50～60次。

为什么在晚上睡觉前会感到腿部不适？

如果你在晚上睡觉前感到双腿或者某条腿特别难受，那很可能是患有下肢不宁综合征。下肢不宁综合征是一种能够扰乱睡眠的神经系统疾病，且这种疾病非常常见。

下肢不宁综合征常发生在我们不活动的时候，通常出现在晚上睡觉之前。科学家们认为，引起下肢不宁综合征的原因是大脑中控制运动和肌肉活动的部分出现了问题，但这一说法没有确凿的证据支持。最近的临床研究表明，大脑中铁含量低可能是引起下肢不宁综合征的原因之一。可是，目前还没有可以测量大脑中铁含量的简单方法，因此科学家们也不能确定这一说法。

下肢不宁综合征可能发生在任何年龄段，并且有很大的遗传可能。大多数情况下，下肢不宁综合征没有明显的诱因，对一部分人来说，缺乏维生素D、有神经损伤或患睡眠呼吸暂停都可能引发下肢不宁综合征。另外，大约有五分之一的女性在怀孕期间会患下肢不宁综合征，这可能是缺铁或缺叶酸造成的，通常在分娩后她们的情况就会逐渐好起来。

缓解下肢不宁综合征症状的方法

我们可以试着用下面几个方法来缓解下肢不宁综合征的症状。

睡觉时，在双腿之间放个枕头。

睡觉之前走一走，或者在症状最严重时拉伸一下腿部肌肉。

补充铁、叶酸和维生素D，不过一定要先问问医生，按医嘱补充。

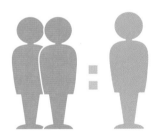

2∶1

女性患下肢不宁综合征的概率约是男性的两倍。

最佳的睡眠姿势是什么？

睡觉时，我们会找一个让自己感觉最舒服的姿势再入睡。夜里，我们为了保持舒适，也会不断调整姿势。需求不同，最佳的睡眠姿势也不同。

根据具体需求选择合适的姿势入睡，可以帮助我们获得更好的睡眠，让我们休息得更好。

仰睡

仰睡对背部僵硬的人来说好处很多，只要在仰睡时让头部、颈部和膝盖有很好的支撑就可以了。仰睡时，在膝盖下面放一个小枕头可以维持下半段脊柱的自然曲度，减轻背部压力。另外，仰睡时微微抬高头部可以减少胃酸倒流的情况。甚至有些人认为，抬高头部睡觉可以美容（见第88页、第89页）。然而，对于容易打鼾的人和患有阻塞性睡眠呼吸暂停的人来说，仰睡会使情况更糟。

趴睡

趴睡可以防止打鼾，但这个姿势会让头部长时间扭向一边，对脊柱（尤其是颈椎）造成很大压力。趴睡还可能引起下背部疼痛，因为身体的中间部分相对较重，趴着睡觉时脊柱会向下沉，破坏脊柱的自然曲度。因此，最好不要趴着睡觉，如果一定要趴睡，可以试着在肚子下面放一个结实的枕头来支撑。

侧睡

对大部分人来说，侧睡是最好的，因为侧睡对脊柱和关节的压力最小，对打鼾的人来说也很友好。

另外，侧卧有助于排毒，还能促进血液循环。因此，侧睡对经常在夜间抽筋、麻木或脚踝肿胀的人有很大的好处。侧睡时，要在头部和颈部下放一个结实的枕头，如果有关节疼痛的症状，还可以试着在两膝之间放一个小枕头，以保持脊柱的自然曲度。

左侧卧和右侧卧分别有不同的好处。右侧卧对心脏压迫较小，更利于血液循环；左侧卧对肝脏压迫较小，更利于身体排毒。不过，无论怎么睡，选择自己舒服的姿势才是最重要的。

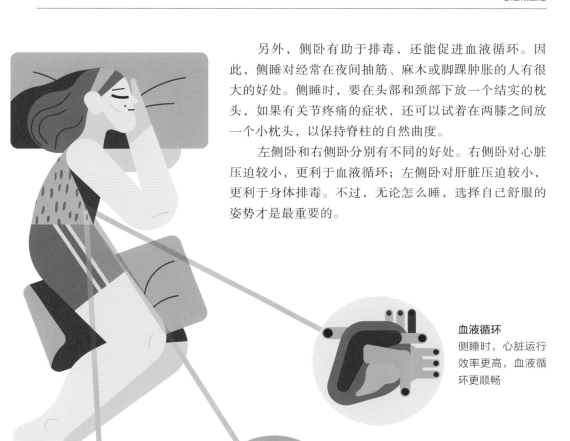

血液循环
侧睡时，心脏运行效率更高，血液循环更顺畅

消化
侧睡时，胃内的胃酸、食物等不易回流

排泄
侧睡时，肠道内的废物更容易被排出

侧睡的优势

相比于趴睡和仰睡，侧睡可以让血液循环、消化功能和排泄功能都更加顺畅。

睡眠真的可以美容吗？

很多人认为"睡美人"只是一个童话。可是，那些晚上没睡好的人，看看你的黑眼圈吧！睡眠对外貌真的有影响！

高质量的睡眠能让我们看起来更加漂亮，这是有科学依据的。

睡眠时，身体会执行重要的修复和再生任务。睡眠的后期主要是身体修复的时间，如果我们错过了这个时间，负面影响就会表现出来。另外，睡眠中断会使身体产生应激反应，促进某些激素的分泌，而这些激素会干扰修复过程，甚至引发炎症。炎症又会破坏蛋白质，使皮肤看上去不再那么光滑、有光泽，从而影响外貌。

"睡眠美容疗法"

睡得越久，身体就有越充足的时间去进行自我修复。身体进行自我修复的时间大多发生在睡眠的后期。

睡眠中

✓ 修复皮肤损伤

在深睡眠期间，下丘脑会释放人生长激素，从而促进胶原蛋白的合成。胶原蛋白可以使皮肤饱满，防止皱纹的产生。入睡较晚会影响人生长激素的分泌。

✓ 释放抗氧化剂

褪黑素在晚上11点到次日凌晨分泌旺盛。褪黑素不仅能帮助我们入睡，还有抗氧化的作用，能够清除自由基，延缓衰老。

睡眠不足还会影响血液循环，导致血液中缺乏氧气，这可能会使肤色变得苍白、暗沉。血液流动不畅还会导致血液淤积，而我们眼睛下面区域的皮肤很薄，血液淤积现象便会在这里以黑眼圈或浮肿的形式表现出来。

想要解决皮肤过早衰老的问题，从长期来看，充足的睡眠是很重要的。如果想在短时间内减少眼袋、浮肿，可以尝试仰睡，并多用一个枕头把头垫高。这样做会让血液在重力的作用下向下流动，不再淤积在眼睛周围。

衰老不可避免

睡眠对外貌的作用不是决定性的。无论我们如何精心呵护自己的皮肤，衰老都是不可避免的。

衰老是一种自然现象。在衰老的过程中，皮肤中的胶原蛋白会减少，皮肤也会变薄。而对于天生皮肤较薄或肤色较浅的人来说，血液淤积在眼睛周围时，黑眼圈会更加明显。

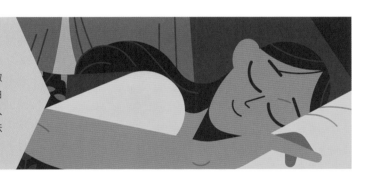

早晨

睡眠充足

睡眠良好、充足时，应激激素水平较低，这样能够消除自由基的褪黑素和促进细胞再生的人生长激素就有更多时间修复皮肤细胞，更好地延缓衰老。

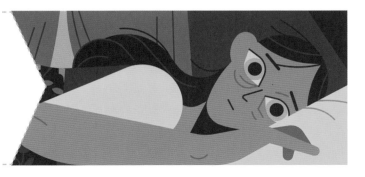

睡眠不足

睡眠不足意味着深睡眠的时间较少，这会影响人生长激素的分泌，还会导致应激激素激增，进而干扰细胞的修复过程。

安眠药可以治愈睡眠问题吗？

如果长期睡眠不足，急需一夜好眠，服用安眠药是一个可行的选择，不过这样做也有坏处。

失眠者选用安全的安眠药更利于身体健康和治疗失眠，多数安眠药不是精神药品，适当服用能使人快速入睡、更好地进入深睡眠，并延长睡眠时长。安眠药是处方药，通常含有尿素和磷酸钠，有镇定、促睡眠、抗焦虑的作用。

服用安眠药的坏处

比起解决睡眠问题带来的好处，长期服用安眠药带来的问题也许更多。安眠药可能会让服药者在第二天还是昏昏欲睡，频繁服用安眠药还可能导致健忘和头疼。此外，长期服用安眠药会使药物疗效减弱，还会导致服药者对药物依赖、成瘾。

安眠药可能会解决短期问题，比如在手术恢复期间服用安眠药可以让病人获得更好的睡眠，从而更好地恢复。不过，对于大多数睡眠问题来说，我们有比服用安眠药更好的解决办法。这些办法也许起效慢一些，但更健康。这些办法包括：通过失眠认知行为疗法改善睡眠，保持良好的睡眠卫生，学习睡前放松技巧，等等。

值得注意的是，在服用任何药物之前，即便是非处方药，也要先咨询医生。

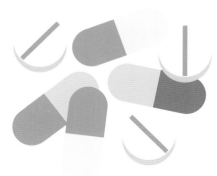

补充褪黑素对睡眠有帮助吗？

褪黑素是"困意激素"，在睡眠觉醒周期中起着关键作用。那么，对于那些难以入睡或难以维持睡眠的人来说，服用褪黑素补充剂是否有益呢？

褪黑素是在人体应对日光变化的过程中产生的。大约在睡前两小时，褪黑素分泌开始增多，这会让我们感到困倦。研究表明，适当补充褪黑素可以缓解成年人的失眠问题，帮助成年失眠者更快入睡。另外，褪黑素对于缓解时差和倒班工作带来的干扰也很有帮助。服用褪黑素补充剂相对安全，因为它与许多其他促睡眠的药物相比副作用更少。褪黑素补充剂作为短期辅助药物的效果是很好的，但如果长期服用，可能会干扰服用者自身褪黑素的分泌。

关于儿童是否可以服用褪黑素补充剂，科学界一直存在争议。青春期开始后，褪黑素的分泌量会自然下降，因此有科学家担心，儿童长期服用褪黑素补充剂可能会推迟或干扰青春期的到来。

在许多国家，褪黑素补充剂在商店里就可以买到，但不同品牌的褪黑素补充剂中褪黑素的含量差别很大。有研究表明，在众多褪黑素补充剂当中，褪黑素的实际含量在瓶身标注量的27% ~ 478%。因此，如果你考虑服用褪黑素补充剂，最好先咨询医生。

晒太阳和补充褪黑素一样有助于睡眠。

情绪是如何影响睡眠的？

晚上睡不好很可能会影响第二天的情绪，而白天的情绪又会影响当天晚上的睡眠。

思想、行为和身体感受密切相关，并且都会影响心态。负面情绪（如恐惧和愤怒）会触发应激反应，让体内肾上腺素和皮质醇水平激增，从而让人更加难以入睡，甚至使人在第二天醒来后情绪低落。

好情绪？坏情绪？

有趣的是，我们也会遇到晚上没有睡好，但是第二天情绪依然很好的情况，并且大多时候，我们根本察觉不到没睡好这件事。从神经系统的角度来看，焦虑、恐惧、兴奋、快乐并没有什么不同，这些情绪都会让我们处于高度警觉的状态，没有好坏之分。之所以会出现"察觉不到""情绪依然很好"这些情况，主要是因为大脑对不同情绪的解读不同。焦虑是一种负面情绪，大脑会将其解读为"不安"或"不舒服"，而兴奋是一种正面情绪，虽然身体上一样会有心跳加快等表现，但大脑不会认为这种表现有什么问题。因此，同样是不眠之夜，期待已久的假期前一晚与大考前一晚所造成的结果可能是完全不同的。

改善情绪，提高睡眠质量

很多事情会影响情绪，比如家庭琐事、工作压力、饮食方式。想知道情绪是如何影响睡眠的，记睡眠日记（见第26页、第27页）是一个好方法。睡眠日记中的一个关键项目就是记录情绪和情绪带来的感受，这可以帮助我们发现导致睡眠不佳的情绪原因。

研究表明，拥有更多积极情绪的人的睡眠质量更好。因此，找到控制消极情绪的方法有助于提升睡眠质量。

睡前放松对很多情绪低落的人来说是有用的，但如果我们在一段较长的时间内一直处于情绪低落的状态，就需要去咨询医生了。

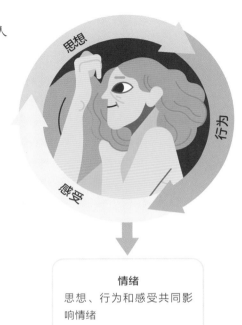

焦虑等消极的情绪会唤醒身体，让睡眠变得更加困难。积极的情绪也会触发应激反应，但我们的大脑可能不会将其视为问题。

情绪
思想、行为和感受共同影响情绪

积极情绪
· 激动
· 高兴
· 轻松

消极情绪
· 担忧
· 焦虑
· 生气

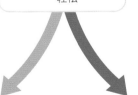

好的睡眠
身体放松，一夜好眠

不好的睡眠
兴奋的神经系统（无论是由积极情绪引起的还是由消极情绪引起的）导致失眠或者难以维持睡眠

正常睡眠
　　不为睡眠发愁，到了时间就能入睡。

下午7：00
没有消极的想法

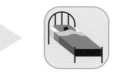

晚上10：30
上床睡觉

睡眠正常

偶发失眠
　　不为睡眠发愁，可是刚要入睡就被什么事吵醒了，甚至会一直保持清醒。

下午7：00
没有消极的想法

晚上10：30
上床睡觉，出现引发失眠的因素（如噪声）

失眠

产生焦虑
　　一旦有什么扰乱了睡眠或者导致失眠，就造成了睡眠焦虑。

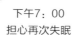
今晚能睡着吗？

下午7：00
担心再次失眠

晚上10：30
上床，担心失眠

再次失眠

长期失眠
　　焦虑更加严重，导致长期失眠，害怕睡觉。

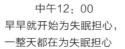
我害怕睡觉！

中午12：00
早早就开始为失眠担心，一整天都在为失眠担心

晚上10：30
上床，更加焦虑

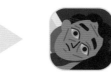

长期失眠

为什么会产生睡眠焦虑？

我们有时会遇到这种情况：半小时之前，感觉自己有困意了，可到了睡觉时，却非常担心自己会睡不着，导致半小时过去了自己还醒着。这种体验真是让人饱受折磨。

相信许多人都有过这样的体验：明明快要睡着了，却又突然回到了清醒状态。如果接连几个晚上都是这样，我们从白天开始就会担心晚上会睡不着。这又会导致我们一想到睡觉，大脑联想到的不是放松、入睡，而是清醒。这样一来，我们就会失眠（见第188页、第189页）。

这种现象被称为"条件唤醒"，通常会有一个导火索，比如睡眠环境中的某个物件或某件事。这个导火索会让我们产生害怕睡觉或害怕睡不着的情绪，这种情绪又会进一步阻碍、扰乱我们的睡眠。为了打破这种循环，我们必须重新训练大脑，让大脑将上床、睡觉、放松这几样事联系起来，而不是将睡觉和担忧、清醒挂钩。

条件唤醒

在没有预设条件时，我们可以正常入睡。一旦有什么事情让我们一两个晚上没睡好，我们对睡眠就会产生担忧。如果这种担忧逐渐升级，就会使我们做出自己不能顺利入睡的预判。

打破消极联想

通过失眠认知行为疗法（见第122页、第123页），我们能学会如何解除睡眠和失眠之间的联想。这种方法也会让我们不断提醒自己：我们从前可以顺利入睡，现在依然可以！这会让我们有勇气去屏蔽那些会让我们睡不着的消极想法。

可以在床边放个笔记本，记下所有与睡眠有关的消极想法和自己对睡眠的担忧。这样做也能有效清空大脑中纷乱的想法，让我们渐渐进入梦乡。

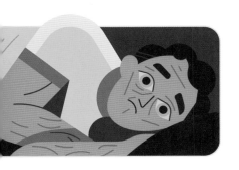

益生菌对睡眠有帮助吗？

我们的肠道内有一些对我们有益的活性微生物，它们就是益生菌，它们对我们的健康和幸福起着重要作用。益生菌的状态对我们的睡眠也有影响。

研究表明，饮食、疾病、压力和某些药物等因素都会影响肠道菌群的状态，从而影响身心健康。肠道内益生菌丰富的人比肠道内益生菌贫乏的人的睡眠时长更长。

维持肠道健康的微生物环境

食用或饮用益生菌或含有丰富益生菌的食物可以提升肠道菌群的多样性。在服用抗生素期间，因为抗生素会不分敌我地杀灭细菌，所以应适当补充益生菌以维持肠道内菌群的平衡。活性酸奶和发酵食品（如泡菜、味噌、酸奶酒和康普茶）含有的益生菌较多。我们还可以通过一些补充剂来摄入益生菌。

我们可以通过均衡饮食和食用含有丰富益生元的食物来促进肠道健康。益生元可以选择性地刺激一种或几种结肠内常驻菌的活性或促进其生长繁殖。富含益生元的食物有香蕉、洋葱、大蒜、燕麦、扁豆、豌豆、鹰嘴豆、花生等。

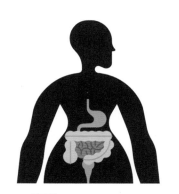

肠道

人体内约90%的血清素合成、分布于肠嗜铬细胞。血清素对褪黑素的合成至关重要。

益生元

益生菌

更好的睡眠

越来越多的研究表明，采取措施改善肠道内微生态环境可以改善睡眠质量。

为什么我已经筋疲力尽了，可还是不困？

在睡眠科学的世界里，"疲倦"和"困倦"是两个完全不同的概念。很多人遇到过这样的情况：一天的工作结束后已经筋疲力尽，可仍然睡不着，直到很晚才会有想睡觉的冲动。

"疲倦"指的是身心疲惫，而"困倦"指的是产生了想睡觉的欲望。睡眠压力（也被称为睡眠驱动力或睡眠冲动）会在一天中逐渐增加，但也会受到一系列因素的干扰。如果我们一直在忙，体内就可能有大量的肾上腺素和皮质醇，它们会妨碍睡眠压力的积累。咖啡因等能够使人兴奋的成分和某些药物也会妨碍睡眠压力的积累。

在忙碌的一天快要结束时，我们需要给自己足够的时间来放松，让睡眠压力自然形成并积累，以确保我们的大脑能收到"困倦"这个信号。

睡眠压力的变化

在理想情况下，我们的睡眠压力在一天中的变化情况是这样的：早晨精神抖擞地醒来时，睡眠压力最低；白天，睡眠压力稳步上升；晚上入睡时，睡眠压力达到顶峰。

推迟上床睡觉的时间

打瞌睡和四肢沉重是身体发出的明确的"困倦"信号。如果你在正常的睡觉时间里没有这些感受，那就熬一熬吧，直到真的很难保持清醒再去睡觉。这样做会积累睡眠压力，让自己产生困倦的感觉。

睡眠压力达到顶峰，
睡眠就自然而然地发生了

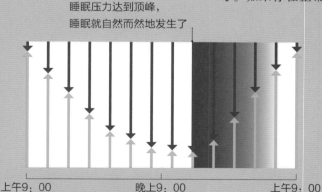

上午9：00　　　　晚上9：00　　　　上午9：00

图例

↓ 睡眠压力
↑ "清醒压力"

什么是自发性知觉经络反应？它有什么作用？

自发性知觉经络反应又被称为耳音、颅内高潮等，指的是人体通过视、听、触、嗅等感知上的刺激，在颅内、头皮、背部或身体其他部位产生的令人愉悦的独特刺激感。许多人认为，触发自发性知觉经络反应可以使人睡得更香。

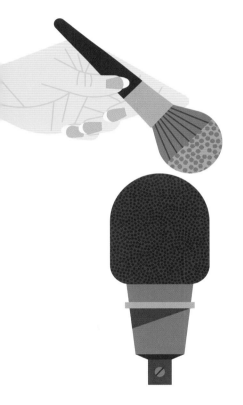

自发性知觉经络反应视频里通常有重复、轻柔的声音，比如用刷子轻刷麦克风的声音。有些视频还会展示按摩过程，甚至还有吃播。

自发性知觉经络反应带给人的刺激感是独特的，不是每个人都能体验到这种感觉。到目前为止，对自发性知觉经络反应的普遍性的研究尚无确切结论。

现在，自发性知觉经络反应越来越受欢迎，一些人使用日常用品来创造视觉和听觉上的刺激，触发自发性知觉经络反应。他们将这些动作录成视频，传到网上，很多网友看着他们轻轻地进行这些动作，可能产生令人讶异的亲密感。一些科学家认为，正是观看视频的人与视频里的事件产生了某种联系，刺激了能够使人愉悦和放松的激素的分泌，从而形成了自发性知觉经络反应。

针对自发性知觉经络反应的研究开始得较晚，自发性知觉经络反应产生的作用正吸引着科学家们去深入研究。有趣的是，虽然很多人称自发性知觉经络反应可以让人完全地平静下来，但对另一部分人来说，其效果恰恰相反。显然，自发性知觉经络反应的助眠效果还需更多的研究来证明。

想知道自己是否能体验到自发性知觉经络反应的助眠效果吗？你可以坐在安静的地方，戴上耳机，观看与自发性知觉经络反应有关的视频，专注于它带给自己的感觉。每个人对不同类型的内容会产生不同的反应，你不妨多尝试几种不同类型的视频。

为什么在沙发上睡着后，移到床上反而睡不着了呢？

我们可能会遇到这样的情况：在沙发上呼呼大睡，但是头一沾到枕头立马就不困了。这很让人沮丧，对吗？不过从进化的角度来看，这种情况是完全合理的。

我们的大脑进化出了一种生存机制以应对周围环境的改变。下丘脑是调控内脏活动、内分泌功能和情绪、行为等的中枢。如果下丘脑感知到威胁，就会触发"或战或逃反应"，促使我们保护自己。

对于我们的祖先来说，睡觉是有风险的，睡觉时容易受到捕食者的攻击。因此，人类的大脑养成了在睡前最后一分钟再检查一遍周围环境的习惯，以确保可以安全入睡。直到现在，如果我们在夜里惊醒，或者是需要换个地方睡觉，都会触发我们的生存本能，让我们的身体做好应对潜在危险的准备。

该睡觉了，大脑却"醒了"

在沙发上休息时，警觉的大脑放松下来，我们很容易就睡着了。可一旦移入卧室，大脑就会检查新环境是否存在危险，使我们保持警觉。

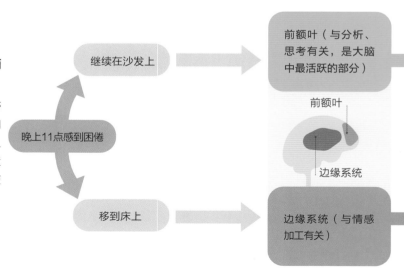

继续在沙发上

前额叶（与分析、思考有关，是大脑中最活跃的部分）

前额叶

晚上11点感到困倦

边缘系统

移到床上

边缘系统（与情感加工有关）

克服本能

为了克服这种本能，我们需要找到能够安抚大脑边缘系统的方法，帮助大脑克服对换地方睡觉这种"威胁"的自然反应，让它知道，这没有什么好害怕的。下面的方法对克服这种本能，安抚边缘系统有帮助。

练习正念冥想（见第114页、第115页）。

将卧室打造成能让人平静下来，感到安全的地方。（见第160页、第161页、第168页、第169页）

睡前避免可能让自己产生压力的事，比如睡前不要进行复杂的脑力工作，不要查看工作邮件。

尝试失眠认知行为疗法（见第122页、第123页）。

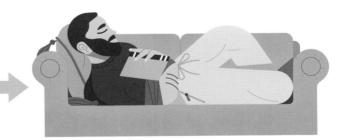

"逻辑大脑"为主导
没有感知到威胁——感到放松和安全；
没有应激反应——困倦，打瞌睡

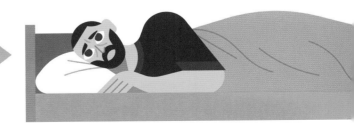

"原始大脑"为主导
回忆起以前惊醒的时候——检查周围环境是否有危险；
触发应激反应——清醒

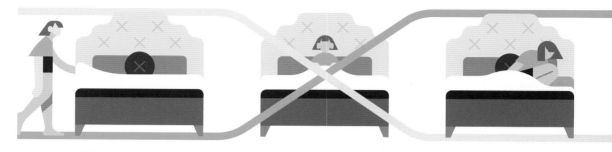

困倦的、放松的，
γ-氨基丁酸水平较高，
皮质醇水平较低

问题出现，
皮质醇水平上升

焦躁不安，
起床

为什么白天遇到的难题到了晚上好像被放大了？

晚上，当我们躺在床上还没睡着时，白天遇到的各种问题会席卷而来，导致我们越来越忧虑，困意不知所踪。

我们在白天遇到问题时可以立刻采取行动或向他人寻求帮助。可到了晚上，当我们没有其他事情做也没有人与我们一起商量时，大脑就会"抓住机会"把原本很小的小麻烦变成大麻烦。躺在黑暗中，我们会陷入灾难性的思考，想出最坏的情况，并且感到特别无助。这就会触发应激反应，使肾上腺素和皮质醇分泌激增，导致神经系统超负荷运转。

平息应激反应

平息应激反应的一个简单而有效的方法就是运动。运动可以带给我们一种能够掌控一切问题的感觉。此外，研究表明，运动可以提升 γ-氨基丁酸的水平。 γ-氨基丁酸是一种重要的抑制性神经递质，它可以镇静神

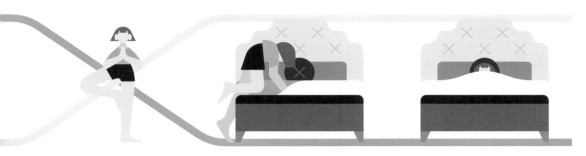

运动，
提升γ-氨基丁酸水平

γ-氨基丁酸水平上升，
皮质醇水平下降

激素水平平衡，
准备睡觉

经系统，平息应激反应，从而达到抗焦虑的效果。而情绪压力会抑制γ-氨基丁酸的分泌，γ-氨基丁酸水平较低就会导致焦虑和睡眠不佳。因此，在睡前提高γ-氨基丁酸的水平可以帮助我们更快入睡。

可以在睡前运动一下让自己放松，练瑜伽是一个很好的选择。研究表明，练瑜伽可以让γ-氨基丁酸大量增加。如果你躺在床上20分钟了还在被各种问题困扰而难以入睡，那就起床吧，运动一下，刺激γ-氨基丁酸的分泌。

补充γ-氨基丁酸的方法

研究表明，服用γ-氨基丁酸补充剂可以减轻压力、促进睡眠。另外，益生菌和发酵食品（如酸奶和泡菜）也可以促进γ-氨基丁酸的分泌。因此，在饮食中添加富含益生菌的食物可以促进γ-氨基丁酸的分泌，促进睡眠。

图例
　γ-氨基丁酸水平
　皮质醇水平

γ-氨基丁酸和皮质醇

当我们被某些问题困扰时，应激反应就会被激活，γ-氨基丁酸水平会下降，皮质醇水平会上升。促进γ-氨基丁酸的分泌会使皮质醇水平下降，让我们为睡眠做好准备。

半夜醒来后睡不着该怎么办?

大多数人在睡觉过程中会醒过来,有的是因为想上厕所,有的是因为要变换睡觉姿势。对其中一些人来说,醒了之后就很难再睡着了。

夜间醒来并不稀奇,大多数人醒后很快就能再次自然入睡,或者在音乐、文字的帮助下再次入睡。如果醒来20分钟还没有睡着,并且在床上辗转反侧,那么最好起来,走出卧室,等到困倦了再回来。

分散注意力

在这种情况(夜间醒来20分钟后还未睡着)下,试图让自己重新入睡不仅是无用功,还会引发长期的睡眠问题,比如失眠。因为睡不着会让我们为睡眠担心,为睡不着焦虑。此外,躺在床上睡不着的时候,我们会尽量保持不动,这就会让身体紧张,让我们更难入睡。研究表明,在这种情况下,起来做点儿别的事情是解决问题的最好方法。说到底,睡眠应该是一个放松的过程,而不应该是一种努力。

如果这种情况(夜间醒来20分钟还未睡着)经常发生,我们可以在睡前做一些能够分散注意力的小活动。这些活动要能让我们感到愉快,但不能太刺激。可以读一本不难读的书,也可以玩玩涂色游戏,还可以做做能让人放松的伸展运动或瑜伽。

同时要注意,夜间醒来后要把灯光调暗。

努力睡觉只会适得其反。停下来，做一点儿其他的事情，反而可以帮助我们"找回"睡意。

为什么我们记不住梦的内容？

每个人都会做梦，但不是每个人都能记住自己梦到了什么。对梦境的记忆与许多因素有关，包括我们从哪个睡眠阶段醒过来。

研究表明，我们需要一定的条件才能记住梦的内容，如果没有满足这些条件，梦就会在我们醒来的时候悄然"消失"。这些条件包括梦的内容的重要性，做梦和醒来之间相隔的时间，我们从哪个睡眠阶段醒来，以及醒来后立刻发生的事情。

一些科学家推测，记忆梦的内容的能力与惯用手有关。惯用左手的人做梦的次数更多，也更容易记住梦的

梦境回忆理论

科学家们认为，一系列特定的条件决定了我们是否能记住梦的内容。

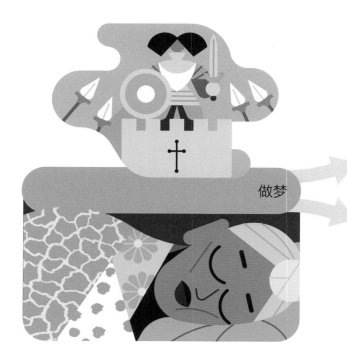

做梦

容易被记住的梦的情况

· 梦境激动人心；

· 从快速眼动睡眠中醒来；

· 做梦之后很快醒来；

· 对梦的记忆转移到长期记忆中储存，记忆过程未被打断

不容易被记住的梦的情况

· 梦境无聊、平淡；

· 从非快速眼动睡眠中醒来；

· 做梦之后很久才醒来；

· 对梦的记忆未能转移到长期记忆中储存，记忆过程被打断，比如闹钟响了

内容。这是因为梦主要发生在快速眼动睡眠阶段，而惯用左手的人快速眼动睡眠的时长相对长一点儿。

少年的梦

快速眼动睡眠的时长对于是否能够记住梦的内容很关键。少年的快速眼动睡眠较多，因此少年对梦的内容的记忆力也较好。随着年龄的增长，我们的快速眼动睡眠时长和对梦的内容的记忆能力都会下降。

怎样记住我们的梦？

保证7～9小时的睡眠

保证快速眼动睡眠的时长，从而增加可能做梦的时间，并加强对梦的内容的记忆能力。

记梦境日记

入睡前，提醒自己要记住梦的内容。当我们醒来时，一些片段会存储在我们的短期记忆中，这时我们就可以在记忆消失之前把梦记下来。在纸上记录梦的内容可以增强我们对梦的记忆能力。

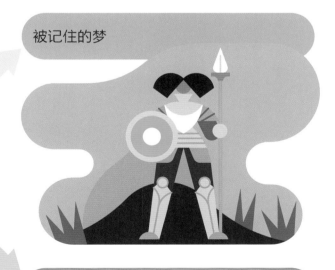

被记住的梦

被忘记的梦

当我们从快速眼动睡眠中醒来时，梦的内容的

80%～90%

都能被记住；当我们从非快速眼动睡眠的Ⅰ期或Ⅱ期醒来时，大概率是记不起梦的内容的；当我们从非快速眼动睡眠的Ⅲ期醒来时，就几乎不可能记住梦的内容了。

为什么忙碌之后的睡眠中的梦更生动？

压力和焦虑会阻碍睡眠，使快速眼动睡眠的时长缩短。这意味着我们下次（压力和焦虑过去之后的晚上）睡觉时，进入快速眼动睡眠的速度会更快，持续的时间会更长，这就是所谓的快速眼动睡眠反弹。

虽然我们在快速眼动睡眠和非快速眼动睡眠阶段都能做梦，但研究表明，快速眼动睡眠阶段的梦往往色彩鲜艳、内容奇特，而非快速眼动睡眠阶段的梦则更加偏概念性，通常是黑白的。这可能是因为在快速眼动睡眠阶段，大脑的"情感中心"更加活跃，而"逻辑中心"则不那么活跃。这样，在压力很大导致睡眠时间减少之后的一次睡眠中，快速眼动睡眠的持续时间会更长，我们的梦就可能更超现实、更生动。

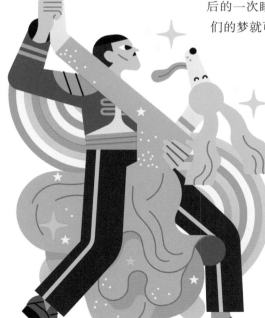

应对困难环境的方式

一些科学家认为，更生动的梦是我们应对困难环境的一种方式。研究表明，在遇到一些社会性的困难后，比如疫情来临，梦境生动、形象、复杂的人的数量会急剧增加。因此，一些科学家推测，生动的梦能够帮助我们处理更多的信息。

如果我们感到压力很大或很焦虑，可以在睡前抽出时间来放松一下。同时要尽量避免睡眠不足的情况发生，这样我们对于快速眼动睡眠的补偿需求也会随之减少，快速眼动睡眠反弹就不会发生，做生动的梦的可能性也就随之减少。毕竟太过生动的梦会让我们感到疲惫。

为什么会做噩梦？

从噩梦中醒来会让我们的精神和身体焦躁不安，甚至一整天都魂不守舍。

几乎每个人都做过噩梦。噩梦是能够唤起不愉快的情绪和身体感觉的梦，这种不愉快的情绪和身体感觉强大到足以把我们唤醒。

奇怪的是，不同的人所做的噩梦的主题出奇地相似，常见的主题有牙齿脱落、被追逐或攻击、爱人死亡或瘫痪等。压力、焦虑或抑郁往往是成年人做噩梦的诱因，而噩梦的内容常为现实生活经历的碎片或担忧之事与其他内容的随机结合。患有创伤后应激障碍的人尤其容易反复做噩梦。

生存机制

有一种理论是，我们做噩梦是在模拟威胁来临的情况，是一种防御机制。做噩梦时，我们会在梦中排练应对危险情况时的反应，并强化使我们保持警惕所需的神经通路，从而增加在现实世界中遇到类似危险情况后的生存机会。这也许可以解释为什么在不安全的环境（如战区）中，做噩梦的人会更多。

如果你经常做噩梦，或者做噩梦这件事已经影响到你的睡眠和日常生活了，千万不要独自承担，赶紧去向医生寻求帮助。导致做噩梦的因素有很多，通过医生的帮助，我们可以对症下药，用适当的治疗方法（包括心理治疗和药物治疗）来有效地改善这种情况。

研究发现，约**52%**的退伍军人经常做噩梦，而大约只有**3%**的普通人经常做噩梦。

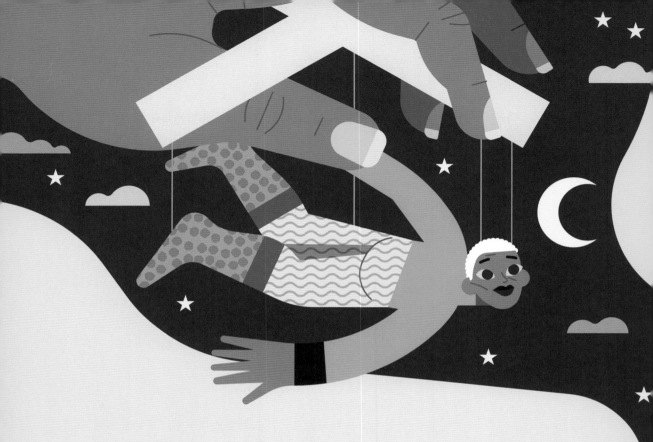

怎样能够做一个
清醒梦？

想象一下，如果我们在梦中可以决定自己的行动该多有意思。有些科学家认为我们有控制梦境的能力，但需要练习。

清醒梦，即于睡眠状态中保持意识清醒，做梦者意识到自己在做梦。这并不罕见，研究表明，大约20%的人每个月至少会做一次清醒梦。在做这样的梦时，我们睡着了，但大脑是有意识的，大脑中负责逻辑、决策的部分会保持活跃，和清醒时一样。因此，做清醒梦的人可能会积极主动地塑造梦的内容，并可以切实地利用梦境来锻炼自己的某个技能，或者找到某个问题的解决方案，或者主动地结束一个梦。

磨炼技能

研究发现，做清醒梦时，我们能够改变梦的走向，或把自己从梦中唤醒。我们可以试着练习做一个清醒梦，但并不是每个人都能做到。

尝试一下，练习做一个清醒梦。

首先，在睡前告诉自己晚上要做梦。

然后，在床头放一本梦境日记，这样就可以在醒来之后马上将梦的内容记下来了。通过记录梦境，我们就可以逐步意识到自己是否在梦境之中，甚至还可以塑造自己的梦境。

最后，进入睡眠。要保证足够的睡眠时长，大部分的梦都发生在快速眼动睡眠阶段，睡眠不足很可能让我们错过做清醒梦的时机。

梦瑜伽

梦瑜伽是一种冥想技术，是让自己"清醒地入睡"的冥想方法。我们可以通过练习梦瑜伽来洞察自己的情绪状态，让思维更加清晰，让自己更加专注。

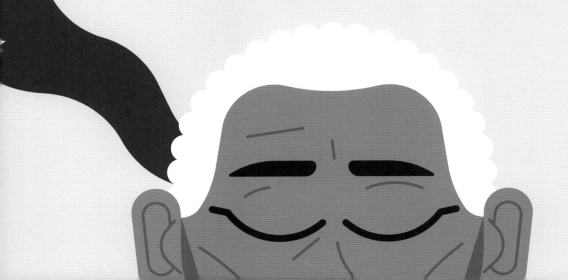

111

为什么睡觉时的创造力好像是最丰富的？

睡眠里充满了创造力。我们睡觉的时候，大脑会建立新的联想和联系，醒来之后，我们就会产生新的想法。

白天，各种想法在脑海中进进出出，我们没有机会给予它们足够的关注。睡觉时，我们终于放松下来了，大脑就有机会关注那些被忽视的想法，建立新的联系。

临睡状态

当我们从清醒状态过渡到睡眠状态时，大脑也在不断地发生着变化。这种介于清醒状态和睡眠状态之间的状态就是临睡状态。这时，我们可能会出现感官幻觉。研究表明，在临睡状态下，我们的脑电图显示 α 波和 θ 波这两种波同时存在。

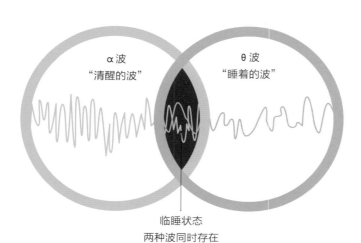

α 波
"清醒的波"

θ 波
"睡着的波"

临睡状态
两种波同时存在

大脑皮层接近觉醒状态时，脑电图会呈现 α 波，我们将 α 波称作"清醒的波"。进入睡眠状态后，α 波会减少，θ 波出现，我们将 θ 波称为"睡着的波"。

梦与创造力

梦大多发生在快速眼动睡眠阶段，在这期间，我们的创造力有可能正处在一个"大爆发"阶段。在这一阶段，脑血流量和供氧量增加，大脑皮层的兴奋水平接近觉醒状态时的水平。大脑中负责感受和情感的区域会特别活跃，这会让我们产生许多非常有创造性和艺术性的想法。

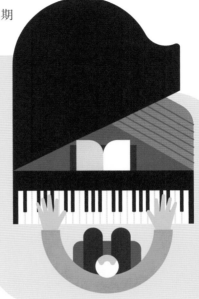

据说，许多音乐家、科学家和作家的伟大想法都是在做梦时产生的。英国音乐家、创作歌手及作曲家保罗·麦卡特尼，英国著名摇滚乐队滚石乐队的成员们和美国著名歌手、钢琴演奏家、作词作曲家比利·乔尔都称自己在做梦时梦到过旋律或歌词；元素周期表的创始人德米特里·门捷列夫说，他是在梦里第一次看到完整的元素周期表的。

为了记住这些在梦境中突然出现的灵感，我们可以在醒来后立即将它们记录下来，因为对梦的内容的记忆在醒来后很快就会消失。

如何才能不胡思乱想，乖乖地睡觉呢？

晚上，大脑中思绪纷飞，我们躺在床上一直无法入睡。为了睡觉，我们要找到让大脑从高度警觉状态切换到深度放松状态的方法。

我们要在夜间减缓大脑的活动，让大脑放空，这并不是要把所有的想法都"赶走"，相反，我们可以让所有的想法都表现出来，只要不被它们吞噬、压垮就可以了。

正念是一种管理情绪和保持心理健康的方法，是一种有意识的觉察，是不加评判地觉察当下正在发生的事情。以这种方式集中注意力，就能让纷乱的思绪安静下来。

正念可以使脑电波的频率降低。脑电波频率较高说明大脑正在快速运转，这有利于解决问题、提高警觉性；脑电波频率较低时，我们可以在各种想法之间更加游刃有余地切换，把自己从压倒性的压力中解脱出来。

正念冥想通常需要配合呼吸技巧，对放松大脑非常有效。

脑电波

我们在不同的状态下（清醒、临睡、思维活跃、放松），脑电波的波形是不一样的。

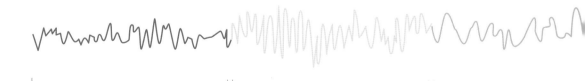

β波
清醒，警觉，有意识地思考

α波
有意识，身体放松

θ波
意识减弱，身体放松，入睡

正念冥想

深呼吸：先用鼻子吸气，吸5秒，然后用嘴巴呼气，呼7秒。适应深呼吸后，在深呼吸的同时只关注周围发生的事情，不做任何评价与判断。

正念冥想有很多方式，我们可以参考比较权威的手机应用、书籍或者视频来练习。有的练习可以让我们在睡前放松下来，有的练习则可以让我们在睡眠过程中醒来时快速重新入睡。许多人在尝试了一次正念冥想之后会觉得它似乎没有什么作用，就放弃了。千万不要这样，一定要坚持练习一段时间。我们可以在平时多多练习正念冥想，这样，在我们真正需要它的时候，就驾轻就熟了。

右边这个正念冥想练习可以帮助我们专注于当下。重复练习，一直到思维足够缓慢，自己可以休息了为止。

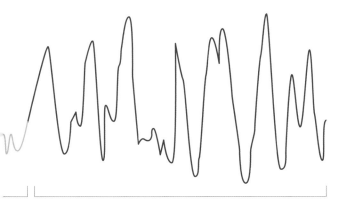

δ 波
无意识，深睡眠

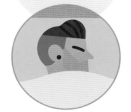

5
我能看到什么？
例如：手、房间、装饰画、狗、床头灯……

4
我能感觉到什么？
例如：舒适的睡衣、柔软的床垫、轻薄的羽绒被、吹到脸上的微风……

3
我能听到什么？
例如：呼吸声、车辆驶过的嗡嗡声、中央空调运行的沙沙声……

2
我能闻到什么？
例如：肥皂的味道、床上用品的味道……

1
我能尝到什么？
例如：牙膏的味道……

数羊能助眠吗?

许多地方都有数羊帮助入睡这个"偏方",但研究表明,这种方法可能不太有效。

数羊助眠的方法可能源于牧羊人在晚上睡觉前必须统计羊的数量这件事。虽然,把注意力集中在一项脑力活动上可以让我们不再为其他的事情担忧,从而平复纷乱的思绪,但数羊更有可能让我们觉得无聊甚至不安,而不是平静、昏昏欲睡。

对于那些因思绪纷乱而难以入睡,或饱受失眠之苦的人来说,数羊是一件简单又不断重复的事情。在数羊的过程中,大脑并没有充分参与这个任务,因此这个任务不能让我们因集中注意力数数而忘掉其他忧虑,也就无法让我们感到困倦。

研究表明,有趣、有吸引力、带有图像的活动能让我们更快入睡,因为在做这些活动时,大脑更加专注,可以暂时"忘掉"其他的事情,直到因消耗了足够多的能量而感到困倦,为睡眠做好准备。

不要数羊啦,试试真正有效的入睡方法(见第119页)吧!

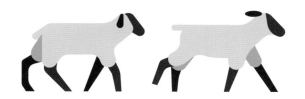
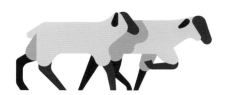

研究表明，失眠的人在睡
前进行枯燥、无聊的脑力活动
反而会让入睡的时间变得更长。

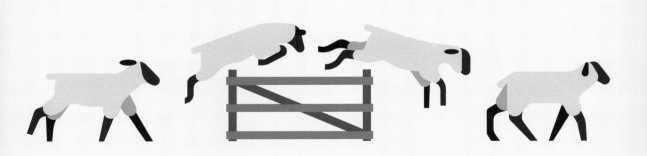

在凌晨三点醒来后，怎样才能快速重新入睡？

夜间醒来是正常的，也是非常常见的。凌晨3点左右是我们最容易醒来的时间。夜间醒来后，再次入睡的关键是保持冷静和放松。

假设我们晚上11点上床睡觉，那么凌晨三点左右就到了从深睡眠向会持续较长时间的快速眼动睡眠过渡的时间。在这个时期，大脑变得活跃起来，我们醒来的可能性就更大一些。同时，到了凌晨三点左右，睡眠压力几乎消耗殆尽，能够唤醒我们的激素的分泌开始增多，褪黑素的水平相应下降。这也有可能导致我们醒过来。

一旦醒来，我们很容易把注意力集中在"醒来"这个事实上，比如我们会一直盯着时钟，但这往往会让情况变得更糟。这样会触发应激反应，使皮质醇激增，让我们进入完全清醒的状态。

凌晨三点躺在床上睡不着会让人感到非常孤独，我们可以使用一些方法来放松身心。我们可以想象一些令人愉快的事情，以避免应激激素的过度分泌。研究表明，这样的想象能让人更快地回到睡眠中。如果你经常在凌晨醒来又难以再次入睡，可以试试下一页的练习。这个练习像其他的技巧一样，练得越多就越容易掌握。为了更好的效果，坚持练下去吧！

避免夜间低血糖

夜间低血糖可能会使人在睡眠中出汗、做噩梦，也可能会让人醒来并难以再次入睡。夜间低血糖是导致失眠的常见原因。

如果你有这种情况，那就在睡前吃点儿富含膳食纤维的零食，比如燕麦饼干。同时，晚餐要避免油腻、辛辣的食物，以减轻消化系统的压力。

最佳练习时间

白天，在不焦虑的时候练习，慢慢地完成每一步，把注意力集中在呼吸和感觉上。这样，当晚上我们需要靠这个练习来让自己入睡的时候，就会很从容地完成。

1

将意识集中在呼吸上。先用鼻子吸气，吸5秒，然后用嘴巴呼气，呼7秒。重复这个呼吸练习1分钟。

2

想象一个让自己感到快乐的地方，或者一个让自己感到安全、平静的地方。"看看"这个地方的环境，是室内还是室外？你还能看到什么？

3

关注声音。例如：这个地方有鸟叫声吗？有温和的雨滴声吗？有你最喜欢的音乐声吗？

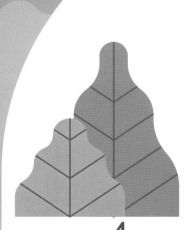

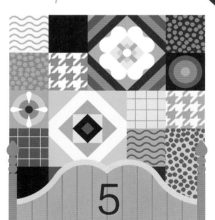

4

关注感觉。例如：这个地方是温暖还是凉爽？你踩到落叶了吗？你感觉到正在拍打你的脚趾的海浪了吗？

5

关注气味。例如：你闻得到空气中弥漫着的令人垂涎的饭菜香吗？微风吹过来，你闻得到青草的味道吗？

6

最后，想想你是如何感觉到快乐的，然后关注能够让自己快乐的东西并享受这种感觉。注意：全程都要保持有意识的呼吸。

焦虑和抑郁如何影响睡眠？

每个人都会有情绪低落或焦虑的时候，但如果过度焦虑甚至抑郁，就会导致睡眠中断或失眠，而这些问题又会加剧焦虑或抑郁。

焦虑是一种对未来可能发生的危险过分担心和害怕的情绪状态。持续的焦虑会导致失眠，触发应激反应，让身体保持警觉，从而阻碍睡眠。更糟糕的是，在没有睡好之后，我们可能会担心这种情况再次发生，从而强化"上床就失眠"的想法，让这种恶性循环持续下去，最终导致长期失眠。（见第94页、第95页）

另外，一个长期失眠的人不仅会对睡眠产生恐惧，还会对生活中的其他事情产生恐惧，导致焦虑更加严重。研究发现，一夜失眠会让焦虑水平提高30%左右，而充分的睡眠有助于减轻焦虑。

抑郁

抑郁是一种心境障碍，会干扰日常生活。抑郁者经常注意力不集中、感到绝望、食欲下降，在白天疲惫无力，在晚上睡眠不佳。大约有90%的抑郁症患者有睡眠问题。血清素是一种"快乐激素"，对褪黑素的分泌也起着关键作用。抑郁症患者的血清素水平一般较低，因此抑郁症患者普遍存在睡眠问题也就不足为奇了。

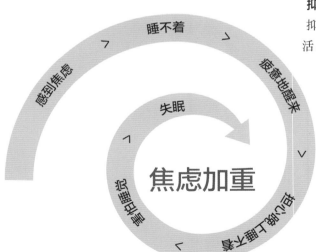

睡不着

疲惫地醒来

感到焦虑

失眠

担心晚上睡不着

睡眠质量差

焦虑加重

研究表明，抑郁症患者总睡眠时长短、觉醒次数多、深睡眠少，他们会错过身体进行休息和修复所需的深睡眠，醒来时也不会精神焕发。睡眠不佳又会导致患者的情绪更加低落，从而形成睡眠质量差和抑郁的恶性循环。一些科学家认为，适当减少快速眼动睡眠的时间对治疗抑郁症是有效的。

打破恶性循环

要想解决与抑郁相关的睡眠问题，最好的办法就是找到并去除导致焦虑和抑郁的潜在因素。在这个过程中，多多和医生交流，制定适合自己的治疗方案，选择对症的药物非常重要。到目前为止，有许多相关研究在进行中，治疗方法也在不断优化。

同时，还有些我们自己就能完成的事，对焦虑或抑郁导致的失眠很有效果，比如瑜伽（见第70页、第71页）和正念冥想（见第114页、第115页）。瑜伽和正念冥想可以帮助我们"赶走"混乱的想法，放慢飞快的思维。另外，失眠认知行为疗法（见第122页、第123页）可以帮助我们发现那些可能导致睡眠问题的想法和感觉。

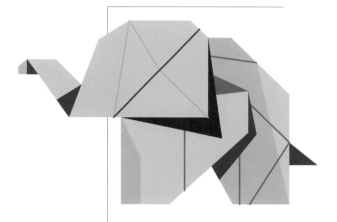

创造力与平静

研究表明，创造性活动（如制作模型、折纸、涂色、搭积木等）能够让我们平静下来，有助于对抗焦虑。这是因为这些活动要求我们精神高度集中、身体保持灵活，这样就可以转移我们的注意力，让我们的大脑不再专注于那些乱七八糟的、让人烦恼的想法。

失眠认知行为疗法对睡眠有帮助吗？

有睡眠问题很正常，担心睡不好也很正常，但如果因为睡眠而焦虑，进而导致严重失眠，那就不正常了。失眠认知行为疗法可能会对这种情况有所帮助。

如果一直睡不好，失眠就可能成为一种"预言"，让我们越来越相信自己会睡不着，进而越来越担心，从而真的越来越睡不着。

失眠认知行为疗法如何发挥作用？

在理想情况下，我们一想到床，就会想到睡觉，就会生出对睡眠的欲望，而不是恐惧。如果情况不理想，我们一想到床、睡觉就会产生负面情绪，那就需要做出改变了。失眠认知行为疗法通过改善我们与睡眠的关系来改变我们与睡眠有关的消极思想、感觉和行为。

失眠认知行为疗法包含五个方面——睡眠限制、认知疗法、良好的睡眠卫生、刺激控制法和放松技巧，并且这五个方面需要同时进行。经证实，失眠认知行为疗法非常有效，可以让病人从强迫自己睡觉的沮丧状态过渡到等待睡眠自然到来的平静状态。并且，如果消极状态复发，患者也可以重新应用失眠认知行为疗法。

失眠认知行为疗法相对容易，我们可以和医生沟通，也可以找一个有资质的治疗师对我们进行一对一或一对多的指导。另外，我们还可以通过比较权威的手机应用、在线课程或书籍进行自我指导。

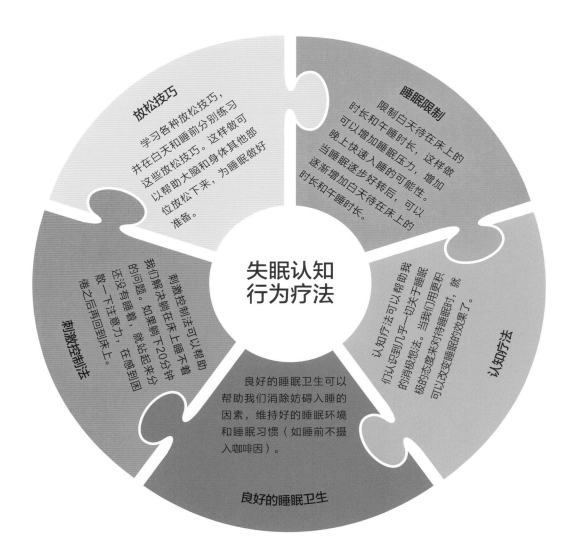

放松技巧
学习各种放松技巧，并在白天和睡前分别练习这些放松技巧。这样做可以帮助大脑和身体其他部位放松下来，为睡眠做好准备。

睡眠限制
限制白天和午睡时长，这样做可以增加睡眠压力，增加晚上快速入睡的可能性。当睡眠逐步好转后，可以逐渐增加白天待在床上的时长和午睡时长。

**失眠认知
行为疗法**

刺激控制法
刺激控制法可以帮助我们解决躺在床上睡不着的问题。如果躺下20分钟还没有睡着，就站起来分散一下注意力，在感到困倦之后再回到床上。

认知疗法
认知疗法可以帮助我们认识到几乎一切关于睡眠的消极想法。当我们用更积极的态度来对待睡眠时，就可以改变来对待睡眠的效果了。

良好的睡眠卫生可以帮助我们消除妨碍入睡的因素，维持好的睡眠环境和睡眠习惯（如睡前不摄入咖啡因）。

良好的睡眠卫生

失眠认知行为疗法
失眠认知行为疗法由五个相互联系的部分组成，有助于打破睡眠和失眠之间的消极联系。

催眠疗法对睡眠有帮助吗？

越来越多的研究表明，催眠可以用于治疗失眠，改善对睡眠有负面影响的状况，比如焦虑或肠易激综合征。

虽然"催眠"一词中有"眠"这个字，但在催眠过程中，我们并非真的睡着了。当我们的身体处于深度放松的状态时，大脑活动减慢，但我们对周围的环境依然是有觉知的。此时，我们对他人的暗示具有极高的反应性。这与睡眠状态完全不同——睡眠期间，大脑对任何暗示都不会有反应。

有何期待？

催眠疗法应该由有资质的专业人士进行，最好是睡眠方面的专家。在治疗过程中，治疗师可能会用语言提示我们，或者用一个物体来吸引我们的注意力，或者同时采用语言提示和注意力引导的方法，让我们进入一种放松的状态。然后，他们会温和地给出一些建议，以此来改变我们对睡眠的看法和习惯。当我们恢复到正常状态时，会有很强烈的意愿去照着这些建议采取行动。

在医生看来，大约有10%的人是非常容易被催眠的，也有大约10%的人对催眠基本是"免疫"的，而大多数人处于这两个极端之间。因此，对于大部分有睡眠问题的人来说，催眠疗法是有效的。如果你有睡眠问题，那就找一位医生或者治疗师交流一下，看看催眠疗法是否适合自己吧！

催眠疗法可以帮助我们增加大约**80%**的非快速眼动睡眠时间。

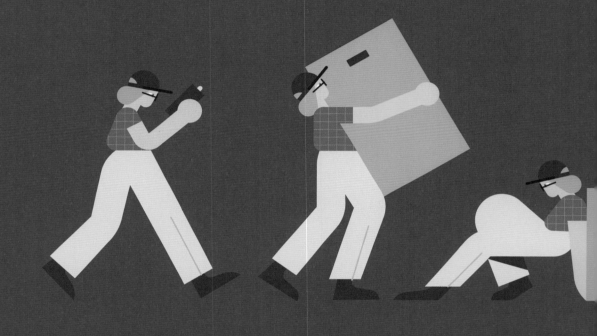

生活方式

我们的日常生活、工作内容和个人喜好都会影响睡眠。了解什么有助于睡眠，什么会妨碍睡眠，有助于我们做出更好的选择，获得更充分的休息。

小睡对睡眠有害还是有益？

睡还是不睡？这是个问题。小睡是否有效取决于一系列因素，比如生活方式、睡眠周期的长度、睡眠习惯等。不过，最重要的因素是小睡的长度。

许多国家都有"小睡文化"，世界上约有51%的人习惯在白天小睡一会儿。

说到小睡的好坏，绝对不能妄下论断。如果我们某天睡眠不足，小睡可能会有帮助，甚至可能是支撑我们度过这一天的关键。然而，对于有睡眠问题的人来说，小睡可能会让他们在晚上更难入睡。对大部分人来说，什么时候小睡以及睡多长时间会在很大程度上决定小睡是否有益，或者有多大的益处。

一切取决于时机

理想的小睡需要进行一个完整的睡眠周期，但在现实生活中我们很难做到这一点。因此，最可行的方法是睡30分钟或更短，让自己在深睡眠开始前醒来。

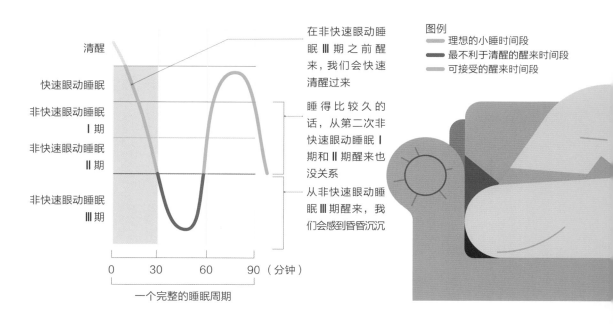

清醒

快速眼动睡眠

非快速眼动睡眠 I 期

非快速眼动睡眠 II 期

非快速眼动睡眠 III 期

在非快速眼动睡眠 III 期之前醒来，我们会快速清醒过来

睡得比较久的话，从第二次非快速眼动睡眠 I 期和 II 期醒来也没关系

从非快速眼动睡眠 III 期醒来，我们会感到昏昏沉沉

图例
— 理想的小睡时间段
— 最不利于清醒的醒来时间段
— 可接受的醒来时间段

0　　30　　60　　90 （分钟）

一个完整的睡眠周期

睡得短一点儿更好

在下午一点到四点之间小睡

大部分人会在这段时间里感到困倦。这时小睡30分钟或更短，我们既可以从非快速眼动睡眠Ⅰ期或Ⅱ期的睡眠中受益，又能快速清醒过来。

小睡30分钟或更短

小睡可以减轻压力，降低心脏病和中风等疾病的发病风险。研究表明，每周小睡3次，每次30分钟，死于心脏病的风险会降低约37%。

困了就睡

短暂的小睡对白天极度困倦的人、患病的人（如患睡眠呼吸暂停或发作性睡病的人）、轮班工作的人和正在倒时差的人是有好处的。研究表明，短暂的小睡可以帮助我们改善或重置被打乱的生物钟。

徒劳的小睡

对于需要限制白天睡眠的失眠者来说，白天小睡会降低晚上正常入睡的概率，进而干扰治疗。

小睡超过30分钟，我们很可能会从深睡眠中醒来，这会让我们感觉昏昏沉沉，需要很长时间才能清醒过来。

研究发现，午睡超过60分钟会增加患2型糖尿病的风险约50%。因此患2型糖尿病的风险本就较高的人要避免经常性的、长时间的小睡。

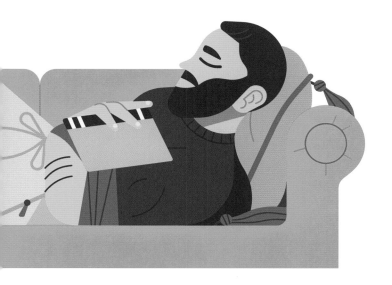

30分钟的小睡能让我们精力充沛，这是比咖啡因更健康的选择。

好的睡眠是连续的还是分段的？

分段的睡眠究竟是不是好的睡眠？针对这个问题，科学家们目前尚无定论。我们只能说，这种睡眠对一些人的确有好处，但并不适合所有人。

一天一次睡个够叫作"单相性睡眠"；一次不睡很长时间，一会儿醒一会儿睡叫作"多相性睡眠"。

大多数西方人都习惯单相性睡眠，每晚睡7~9个小时，白天不睡。但在一些地方，尤其是在炎热的地方，人们倾向于多相性睡眠。例如：在西班牙，饭店通常会在午餐时间后关闭几个小时，这样工作人员就可以在下午的高温时段小睡一会儿，然后再开始准备晚餐，这样他们晚上的睡觉时间也会晚一些、少一些。多相性睡眠在那些需要不分昼夜忙碌的人群（如新生儿的父母）中最为常见，但有研究表明，长期的多相性睡眠会对健康产生负面影响。

安排睡眠时间

如果我们选择多相性睡眠模式，就要注意"睡眠块"的长度。连续睡眠少于六个小时通常不足以完成身体的休息、修复。要让身体的修复功能达到最佳状态，通常需要4~5个睡眠周期，每个睡眠周期通常需要90分钟。因此，单相性睡眠能够为大多数人提供良好的休息、修复的机会。如果工作或生活让我们很难做到单相性睡眠，则应尽量确保多相性睡眠中的一个睡眠时段足够长，以便让身体完成休息和修复。

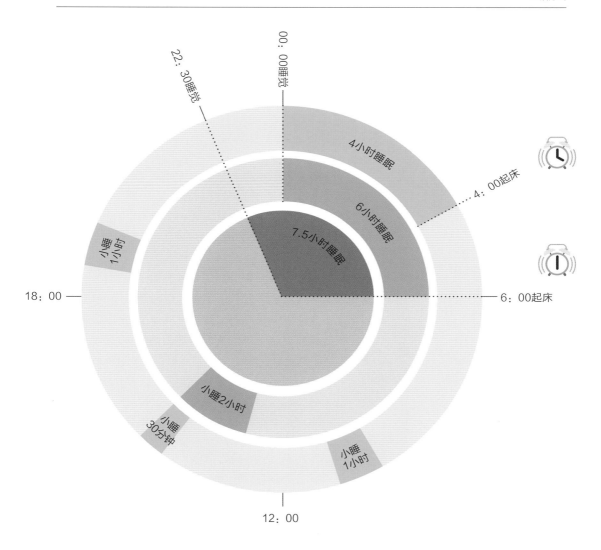

22：30睡觉

00：00睡觉

4小时睡眠

6小时睡眠

7.5小时睡眠

4：00起床

6：00起床

18：00

小睡1小时

小睡2小时

小睡30分钟

小睡1小时

12：00

分割的睡眠

单相性睡眠适合朝九晚五的人。多相性睡眠（包含双相性睡眠）是多段（或两段）睡眠的组合，睡眠时间是被分割成段的。

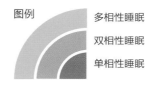

图例

多相性睡眠

双相性睡眠

单相性睡眠

觉可以补上吗？

对很多人来说，周末睡个懒觉是最大的乐趣之一。在睡懒觉前，我们会关掉闹钟，好让自己多睡一会儿，缓解一周的疲劳。可是，为什么我们在睡懒觉后还是会感到疲倦呢？

周末补觉听起来很有用，然而事实并非如此，因为我们能"补回来"的睡眠没有想象中的那么多。基本上，我们每清醒两个小时就需要一个小时的睡眠，但躺在床上的时间并不等于睡眠的时间，很多人都做不到"躺下即睡着"。

如果我们没有足够的睡眠，就会欠下睡眠债。睡眠债是我们所需的睡眠时长与实际睡眠时长之差。每当我们在晚上少睡了一段时间，这段时间就会累积到睡眠债中。我们少睡得越多，欠下的睡眠债就越多，大脑功能受损就会越严重。

我们不能通过周末狂睡来偿还所有的睡眠债，因为我们每次的睡眠顶多只能在正常的睡眠时长上增加一点点有效时间。这个正常的睡眠时长指的是遵循昼夜节律（见第12页、第13页）的睡眠时长。周末狂睡并不遵循昼夜节律，因此也就不能达到睡眠所需达到的效果，也就不足以抵消所有的睡眠债。

另外，补觉还会让我们头疼，甚至让我们的感觉比没补觉时更糟。这是因为我们在床上待得越久，水分流失得就越多。因此，最好的"补觉"办法就是避免产生睡眠债，或者把睡眠债减到最少。

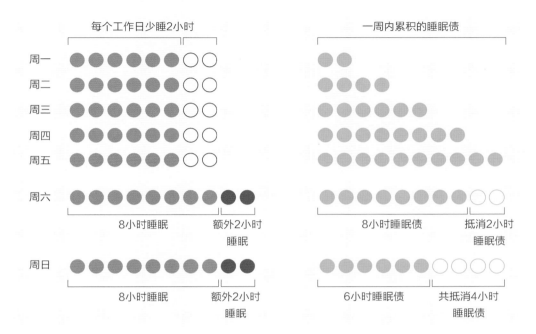

| 每个工作日少睡2小时 | 一周内累积的睡眠债 |

周一
周二
周三
周四
周五

周六
8小时睡眠　额外2小时睡眠

周日
8小时睡眠　额外2小时睡眠

8小时睡眠债　抵消2小时睡眠债

6小时睡眠债　共抵消4小时睡眠债

怎样避免产生睡眠债？

从调整就寝时间做起

提前上床，不仅可以让我们有更多的睡眠时间，还可以让我们在该起床的时间自然醒来。

记睡眠日记（见第26页、第27页）

坚持记几个星期，我们就可以计算出自己的睡眠量，并弄清楚自己的睡眠债是怎样产生的。睡眠日记还可以帮助我们发现让我们难以早上床睡觉的原因。

小睡（见第128页、第129页）的时机很重要

小睡可以帮助我们抵消一部分睡眠债，但不要在离睡觉时间太近的时候小睡。

累积的睡眠债

在一周的工作日内，假如我们每晚少睡两个小时，就意味着一共会欠下十个小时的睡眠债。这样，尽管我们在周六和周日睡得很好，也不能抵消所有的睡眠债，这会使我们深陷睡眠债中。

为什么会出现生物钟紊乱这种情况？

当身体内部的计时系统紊乱时，我们可能会经历这几种情况：在工作的时候打盹儿，在晚上被饿醒，因太兴奋而无法入睡……

我们的生物钟不仅影响着我们什么时候睡觉和醒来，还影响着我们日常的生活节奏——从新陈代谢到肌肉生长。大脑的"主时钟"（昼夜节律，见第12页、第13页）会发出分泌激素、调节体温等工作的信号，设定一个有规律的生活节奏，让身体机能保持在最佳状态上。

科学家们发现，人体复杂的昼夜节律系统还依赖"授时因子"运行。授时因子是使生物体的内部时钟与地球的24小时光明、黑暗周期和12个月周期同步的外源性环境因子，比如光、温度、社会交互作用、运动、饮食模式等。生活方式会扰乱生物钟，我们可以利用"授时因子"来重置生物钟或引导生物钟调整回来。

关键的授时因子

对睡眠来说，自然光是一种重要的授时因子。眼睛接收到自然光后，会不断地测量光线水平，并将这些信息传递给身体的"主时钟"。然后，大脑会相应地控制身体增加或减少褪黑素的分泌，进而影响我们的睡眠。

饮食也是对睡眠影响很大的一种授时因子，因为人体在24小时的周期内对食物的代谢能力是不同的。研究表明，吃饭的时间会改变我们睡觉或醒来的时间，经常吃零食会打乱睡眠规律，导致体重增加、精神萎靡、新陈代谢减慢等问题。甚至有一些研究表明，对于某些身体系统和功能来说，进餐时间可能比光线更重要。

睡眠和新型冠状病毒肺炎

对许多人来说，在疫情期间不必通勤，这就为他们提供了一个重置生物钟，偿还睡眠债的机会；而对另一些人来说，居家时饮食、锻炼习惯的改变以及户外活动的减少会扰乱生物钟，导致睡眠质量下降。

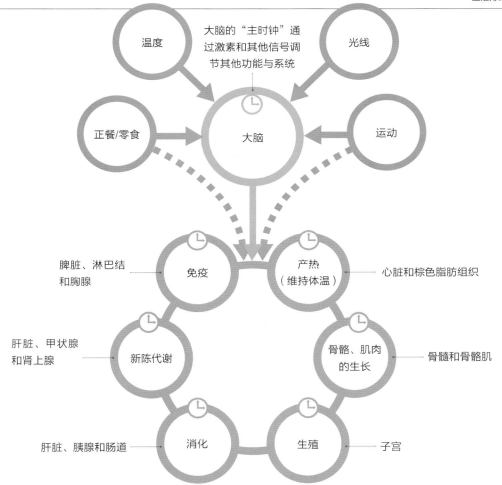

大脑的"主时钟"通过激素和其他信号调节其他功能与系统

温度

光线

正餐/零食

大脑

运动

脾脏、淋巴结和胸腺

免疫

产热（维持体温）

心脏和棕色脂肪组织

肝脏、甲状腺和肾上腺

新陈代谢

骨骼、肌肉的生长

骨髓和骨骼肌

肝脏、胰腺和肠道

消化

生殖

子宫

外部温度也是一种授时因子，它可以影响睡眠觉醒周期。

运动也是一种授时因子。研究发现，早上或下午早些时候运动能够使生物钟"提前"，让我们提前入睡。而在睡前一两个小时内运动可能会推迟入睡时间。

规律的作息是保持生物钟平稳、规律的关键。有规律地入睡、起床，在早上尽可能多地接触自然光，保持稳定的运动时间和吃饭时间，都可以保持生物钟的稳定。

图例

● 授时因子
● 生物钟
● 其他系统和功能

生物钟的调节能力

生物钟受外部信号（授时因子）影响，继而影响身体的其他系统与功能。

轮班工作制会对睡眠产生什么样的影响？

随着工作方式和通信渠道的多元化，我们越来越趋向于"24/7"的全天办公模式，许多人都会在传统的办公时间之外工作。除此之外，很多人的工作性质要求他们轮班工作，甚至日夜颠倒。

在夜间工作、延长工作时间，或者每隔几天或几周就换一次班，这些都会让我们的作息不能与自然的昼夜节律保持一致，因为自然的昼夜节律是根据自然光的周期来变化的。例如：我们的身体会在清晨分泌更多能够使人充满活力的皮质醇，它会妨碍我们在上完夜班后入睡或保持睡眠（无论我们感到多么疲惫）。

生物钟和夜班

我们的身体会根据日夜变化释放不同的激素，以促进睡眠或者让我们保持清醒。这意味着上夜班时，我们的身体是在应该休息的时候工作，这时，我们的身体对体力和精力的消耗是准备得最不充足的。

图例
褪黑素水平
皮质醇水平
警觉性

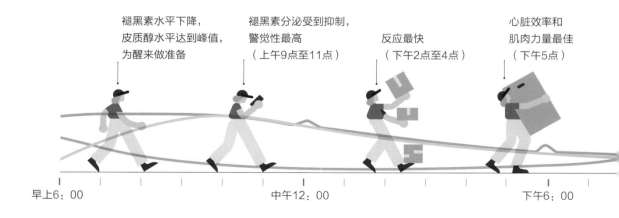

褪黑素水平下降，
皮质醇水平达到峰值，
为醒来做准备

褪黑素分泌受到抑制，
警觉性最高
（上午9点至11点）

反应最快
（下午2点至4点）

心脏效率和
肌肉力量最佳
（下午5点）

早上6：00　　　　　　　中午12：00　　　　　　下午6：00

不过，有些人的基因更适合在夜晚工作，他们自身的生物钟最终可能会适应有规律的夜班。

但是，日夜颠倒的工作与规律的、健康的昼夜节律始终是背道而驰的。研究表明，上夜班的工人在白天睡觉时会睡得少一些，比起在晚上睡觉，白天睡觉甚至会少睡四个小时。

短期来看，生物钟紊乱会导致疲劳、缺乏活力、易怒。对一些人来说，还可能导致"轮班工作睡眠障碍"，即由工作时间表与社会常规的作息时间表不一致而产生的失眠或思睡。通常，这些人会在工作时感到过度困倦，但在睡觉时无法正常入睡。这样长期下去可能会影响他们的工作表现。研究表明，汽车厂在夜班期间发生事故的风险要比白天高30%～50%。同时，生物钟对调节食欲和新陈代谢也有作用。为了对抗夜间工作的疲劳感，夜班工作者会吃高能量的食物，这会导致他们体重增加，比如定期轮班工作的护士就更容易肥胖。

长远来看，轮班工作还可能导致2型糖尿病、心血管疾病和中风等一系列疾病，与家人和朋友不同步的生活也可能影响精神健康，甚至导致抑郁。

为轮班做好准备

适应下一个周期

在一个阶段即将结束时，早点儿（或晚点儿）睡觉，尽量贴近下一个阶段的时间安排。

轮班周期长一点儿

比起短一点儿的轮班周期，身体更倾向于稍长的周期。

小睡

在休息时间小睡可以提高决策能力和警觉性。小睡1～2次，每次20分钟最好。小睡前喝一杯咖啡也能让我们在小睡后更加精神。

保持均衡饮食

不要在晚上12点到早上6点之间吃大餐。可以准备一点儿健康的零食，还要多喝水。

适度运动

上夜班之前适度运动可以让自己更加清醒。如果在夜班中感到疲惫，那就四处走走或者慢跑一会儿。

回家时戴上墨镜

戴上墨镜可以延缓大脑进入"白天模式"的进程。另外，你可以咨询医生，看看强光疗法（见第163页）是否可以帮助你对抗夜班工作带来的困扰。

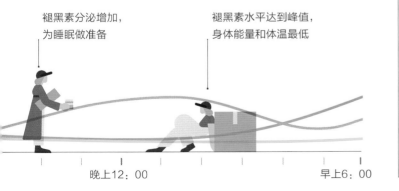

褪黑素分泌增加，为睡眠做准备

褪黑素水平达到峰值，身体能量和体温最低

晚上12：00　　　　　　　　早上6：00

生物钟可以被调早或调晚吗？

无论是为了工作而早起，还是为了健康而早起，调整生物钟都需要坚持。

生物钟控制着我们睡觉和醒来的时间，以及在24小时内的精神状况，比如在什么时间我们是最清醒的。它受外部因素的影响，也受基因的影响。每个人的生物钟都不能简单地被"重写"。

科学家们已经发现了很多关于基因是如何影响我们的睡眠觉醒周期的信息，比如"早起鸟"比"夜猫子"的 *PER3* 基因更长。不过，我们大多数人都是中间人群（见第68页、第69页），生物钟没那么极端。

我们无法轻易"战胜"自己的生物钟，所以最好不要与它对抗。我们可以用一件事来判断一下自己的生物钟是什么样的。例如：提前一个小时起床上瑜伽课会让你感觉很舒适吗？如果答案是肯定的，那说明你天生适合早起。不过要记住，早起一小时就需要提前一小时睡觉，这样才能保证足够的睡眠。

保持规律的作息很重要，即使我们调整了作息时间，也要将新的"时间表"保持下去。只要我们不属于极端类型（"早起鸟"或"夜猫子"），那么只要休息时间充足，身体就可以逐渐适应新的"时间表"了。

调整生物钟的方法
慢慢转变

参照下一页的内容，制定一个为期四周的计划，使生物钟提前或推迟一个小时。

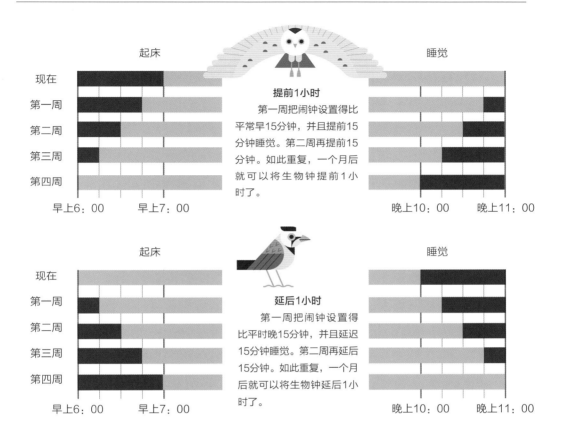

提前1小时

第一周把闹钟设置得比平常早15分钟，并且提前15分钟睡觉。第二周再提前15分钟。如此重复，一个月后就可以将生物钟提前1小时了。

延后1小时

第一周把闹钟设置得比平时晚15分钟，并且延迟15分钟睡觉。第二周再延后15分钟。如此重复，一个月后就可以将生物钟延后1小时了。

图例

■ 清醒的时间
■ 睡觉的时间

帮助身体更快"启动"

为了将生物钟调早，可以在醒来后尽快接触阳光，并马上吃点儿东西。形成吃东西的习惯后，早上的饥饿感会帮助我们醒来。

不要太激进

对生物钟进行大调几乎是不可能的。无论用什么方式，一个小时都是最现实的目标。如果是因为生活方式的改变（如上夜班，见第136页、第137页）而必须对生物钟进行大调，那对我们来说会是一个很大的挑战。

为什么睡得多了反而更困？

放纵自己睡个懒觉，醒来时却感到头昏脑涨、昏昏欲睡。睡得更多没让我们精神焕发，反而让我们变得筋疲力尽了。

睡眠规律的改变会扰乱生物钟，而生物钟负责协调激素和体温的变化，以保证我们醒来之后有足够的能量。如果我们醒得比平时晚，就可能感受不到皮质醇产生的提神作用，因为皮质醇在清晨分泌最多。如果我们睡得比平时晚，就可能被迫从深睡眠中醒来，这会让我们感觉昏昏沉沉的，进入睡眠惯性。睡眠惯性可能持续几分钟，也可能持续几个小时。研究表明，从深睡眠中被唤醒的危害大约相当于损失了40个小时的睡眠。

不要睡懒觉

当我们关掉闹钟又睡着的时候，可能就进入了睡眠惯性。醒后再打个盹儿给了大脑进入新睡眠的机会，之后，如果我们从新的深睡眠中被唤醒，大脑恢复意识就需要更长的时间。如果我们在开车或做一项很有挑战性的任务之前小睡，千万不要睡太长时间，否则醒来后，我们的反应会变慢，思路也不会那么清晰。研究表明，小睡时间超过30分钟就很有可能进入睡眠惯性。不过，如果我们已经睡眠不足了，那么进入睡眠惯性的可能性会降低。

对大多数人来说，坚持有规律的睡眠可以防止进入睡眠惯性，而严重嗜睡会导致思维混乱甚至使人变得有攻击性。

危险区

从深睡眠中惊醒会带来很大的压力，让大脑迷失。

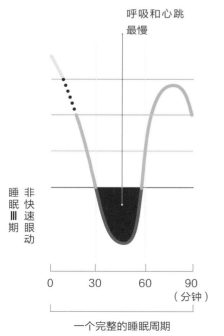

呼吸和心跳最慢

睡眠Ⅲ期　非快速眼动

0　　30　　60　　90
（分钟）

一个完整的睡眠周期

高海拔对睡眠有利还是有害？

大多数人不习惯在高海拔地区生活。到高海拔地区之后，身体的各种系统会被扰乱，从而导致睡眠问题。

关于海拔如何影响睡眠的研究不多，但高海拔地区的空气中氧气含量较低，这意味着我们的呼吸会变得困难，随之而来的是恶心、头疼和眩晕等所谓的高原反应。这种缺氧的状况还会导致严重的睡眠碎片化，减少深睡眠的时间。

睡觉时，当血液中的氧气含量低于一定水平时，身体就会缺氧。为吸收更多氧气，身体会更努力地工作，通过或急速、或深长的呼吸来获得更多氧气，排出更多二氧化碳。呼吸的变化会打扰我们的睡眠甚至使我们醒来。这种干扰会阻止我们进入深睡眠，而深睡眠是让我们充分休息的睡眠过程。

在高海拔地区睡个好觉

针对高原睡眠障碍的具体治疗方法较少，但预防高原反应的方法可以改善我们在高海拔地区的睡眠质量，多吸氧，补充硝酸盐（如喝甜菜根汁）可能会有帮助。一些医生还会用乙酰唑胺和非苯二氮类药物来改善我们在高海拔地区的睡眠质量。

在高海拔地区，白天多喝水，避免吸烟和饮酒，可以帮助我们缓解高原反应，提高睡眠质量。

在去高海拔地区旅行前，可以先咨询医生，并在目的地寻找能够缓解高原反应的药物。

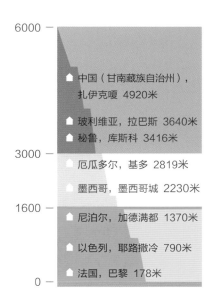

平均海拔（米）

6000
中国（甘南藏族自治州），扎伊克嘎 4920米

玻利维亚，拉巴斯 3640米
秘鲁，库斯科 3416米

3000
厄瓜多尔，基多 2819米

墨西哥，墨西哥城 2230米

1600
尼泊尔，加德满都 1370米

以色列，耶路撒冷 790米

0
法国，巴黎 178米

图例
- 会使人产生高原反应的海拔范围
- 绝大多数人口定居地的海拔范围

高海拔地区的睡眠

在海拔3000米以上的地区生活的人已经适应了这样的高度，所以他们可以睡得很好。然而，对于绝大多数生活在低海拔地区的人来说，到高海拔地区后，睡眠质量会严重下降。

哪些食物和饮料能够助眠？

许多人说睡前喝一杯牛奶能让我们更容易进入甜美的梦乡。这个说法有科学依据吗？

谈到饮食对睡眠的影响，有两个不能忽视的因素——吃的东西和吃的时间。关于饮食与睡眠的更多信息，我们可以参考"缺乏睡眠会影响体重吗？"（见第76页、第77页）和"夜间进食会影响睡眠吗？"（见第152页）两节的内容。

某些食物和饮料中含有的化合物可以帮助我们入睡或保持睡眠。这些化合物中，色氨酸（人体必需氨基酸之一）可以在体内转化成血清素，而血清素又可以转化成褪黑素。我们可以从食物中获取色氨酸，牛奶中就含有丰富的色氨酸，因此我们开始提到的说法是正确的，牛奶确实能够助眠。

还有一些食物中富含褪黑素或矿物质（如镁）。褪黑素和镁都能助眠。

除此之外，一些高纤维食物有助于增加深睡眠的时长，这可能是因为它们能防止血糖激增，而血糖激增会使褪黑素水平下降。

当然，有些食物会让我们保持清醒或降低我们的睡眠质量，比如含有咖啡因的食物或饮料就会使我们保持清醒（见第144页、第145页）。还有些食物或饮料会导致消化不良，或增加夜间上厕所的频率，进而妨碍睡眠。

对饮食与睡眠的关系的研究是一个复杂且持续的过程，根据我们目前所知，增加水果、蔬菜、谷物、坚果等的摄入应该会对睡眠有所帮助。

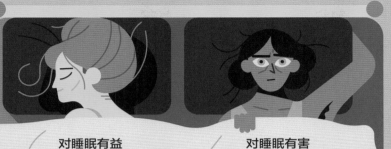

有益还是有害?

食物和饮料会影响我们的睡眠质量和睡眠时长,明智地选择饮食非常重要!

对睡眠有益

色氨酸

多吃牛奶、燕麦、腰果、瘦鸡肉、火鸡肉、羊肉。

褪黑素

多吃鸡蛋、鱼、坚果、棕色蘑菇、谷物。

镁

多吃绿叶蔬菜、坚果、谷物。

膳食纤维

多吃谷物、芦笋、西蓝花。

对睡眠有害

咖啡因

阻止睡意产生,临睡前摄入效果更明显。

酒精

影响对记忆和学习很重要的快速眼动睡眠。

辛辣食物

可能会使体温升高,妨碍睡眠。

高能量食物

缩短深睡眠的时长。

咖啡因真的是睡眠的"头号敌人"吗？

咖啡因随处可见。对一些人来说，它意味着美好一天的开始，而对另一些人来说，它毫无意义甚至是糟糕睡眠的"始作俑者"。咖啡因到底是如何影响睡眠的呢？

咖啡因无处不在，它不仅存在于一些食物和饮料中，也存在于一些洗漱用品、药品，甚至化妆品中。它可以让我们精神焕发，可以帮助我们巩固记忆，可以在我们感到困倦时把我们"叫醒"，也可以是导致睡眠问题的"罪魁祸首"。

咖啡因和大脑

咖啡因是一种兴奋剂，会刺激身体分泌更多肾上腺素，肾上腺素是一种"或战或逃"激素。这就是为什么当咖啡因进入我们的身体时，我们会觉得自己能量爆发。咖啡因还会干扰大脑对腺苷的反应，因为咖啡因和腺苷"长得很像"，可以代替腺苷与大脑中的受体结合。而腺苷能够减缓中枢神经系统的运行速度，让我们在夜幕降临时产生想睡觉的冲动。不过，每个人的腺苷受体不同，如果咖啡因对某个人没有太大的影响，那可能是因为这个人没有非常"黏人"的受体来与咖啡因结合。

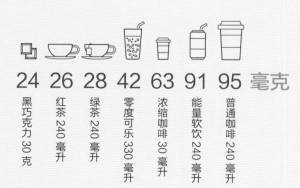

24 毫克 黑巧克力 30 克

26 毫克 红茶 240 毫升

28 毫克 绿茶 240 毫升

42 毫克 零度可乐 330 毫升

63 毫克 浓缩咖啡 30 毫升

91 毫克 能量软饮 240 毫升

95 毫克 普通咖啡 240 毫升

咖啡因含量"排行榜"

常见的饮料和食物中的咖啡因含量可能高得惊人。咖啡和能量饮料中的咖啡因含量非常高，可乐、茶和黑巧克力中也有大量的咖啡因。

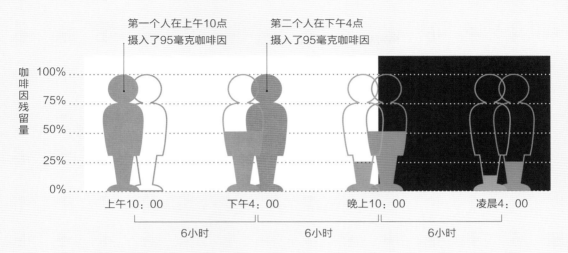

咖啡因残留量

第一个人在上午10点
摄入了95毫克咖啡因

第二个人在下午4点
摄入了95毫克咖啡因

100%
75%
50%
25%
0%

上午10:00　　　　下午4:00　　　　晚上10:00　　　　凌晨4:00

6小时　　　　　　6小时　　　　　　6小时

咖啡因的消退速度

　　早上喝咖啡，到睡觉时，咖啡因基本上可以
被清除、代谢掉。这样到了晚上10点，我们体内
残留的咖啡因就很少了。

咖啡因的半衰期

　　咖啡因的半衰期指身体代谢所摄取咖啡因的一半所
用的时间，它在不同个体之间差异极大。健康成人的咖
啡因半衰期一般是3～4个小时，怀孕的女性则是9～11个
小时，婴儿或儿童的一般大于成年人的。如果我们在下
午四点喝一杯咖啡，而身体代谢咖啡因的速度又较慢，
到晚上10点还有一半的咖啡因在我们体内，就会阻碍腺
苷与受体的结合，进而造成睡眠问题。

　　平时，我们要衡量自己到底摄入了多少咖啡因并不
容易，所以一定要检查食物和饮料中的咖啡因含量，尤
其是对咖啡因很敏感的人。成年人每天的咖啡因摄入量
不宜超过300毫克（约三杯普通咖啡的量），且最好在下
午三点前喝完最后一杯咖啡。

不用咖啡因的提神方法

散步10分钟

　　轻快地散步会让我们的头脑
变清醒，"重启"身体。另外，
白天适度锻炼会让我们在晚上睡
得更好。

大量喝水

　　水可以帮助我们清除毒素，
提高注意力。它还能给脑细胞充
氧，提高我们的警觉性。

维生素有助眠功效吗？

维生素如何影响睡眠？维生素能在多大程度上影响睡眠？这些问题仍在研究中……

维生素是维持机体各种生命活动所必需的一类有机物，在许多身体机能的运转中起着重要作用。到目前为止，还没有证据表明服用复合维生素补充剂会促进睡眠，但某些特定的维生素可能对睡眠有积极作用。

有利于睡眠的维生素

研究表明，体内维生素D含量较低的人的睡眠质量较差，尽管造成这个结果的原因我们尚不清楚。我们知道的是，阳光是昼夜节律的关键调节因素，每天安排10分钟的户外活动可以让我们接受更多阳光的照射，提高体内维生素D的含量，维持自然的生物钟。

维生素B_6似乎对我们睡眠所需的激素有一些影响，它会刺激血清素的生成，而血清素会转化为"困意激素"——褪黑素。

维生素还有可能帮助我们解决一些睡眠问题。例如：维生素C和维生素D似乎都能缓解阻塞性睡眠呼吸暂停，这可能是因为它们能促进血液循环，减少炎症；维生素B_6对情绪有一定的影响，并且对抑郁症患者很有用，而抑郁症患者的睡眠质量通常较差。不过，摄入过多维生素也会造成许多问题，比如摄入过量的维生素B_{12}可能会导致失眠。

我们获得所需维生素的最简单的方法就是均衡饮食。如果要服用维生素补充剂，最好先咨询一下医生。

冬天阳光较少的时候，摄入额外的维生素D可以改善睡眠。

酒精对睡眠有利还是有弊?

酒精是一种镇静剂，它会减缓大脑的运行速度，使人困倦。然而，我们不能把它作为助眠剂，因为它会扰乱自然的睡眠周期。

酒精进入我们的身体后，会触发大脑中与快乐和奖励相关的部分，让我们兴奋。一旦兴奋过去，酒精很快就会变成镇静剂，让我们困倦。因此，很多人认为喝酒后会睡个好觉，但事实恰恰相反。当身体处理酒精时，我们会更快地进入深睡眠，但这是以牺牲快速眼动睡眠为代价的，而快速眼动睡眠是我们恢复精力的主要睡眠阶段。在午夜，一旦体内的酒精被处理完了，我们会经历"快速眼动反弹"，即快速眼动睡眠进程加快，这通常会改变我们自然清醒的时间。

同时，酒精也是一种利尿剂，喝酒后我们很有可能频繁小便。大量饮酒还可能引发打鼾、呼吸暂停或梦游，这些都会扰乱睡眠。

酒精的影响

酒精能引起睡眠模式的改变。酒精会导致非快速眼动睡眠Ⅲ期和快速眼动睡眠失衡，从而降低我们的睡眠质量。

图例

▬▬ 正常的睡眠
▬▬ 受酒精影响的睡眠

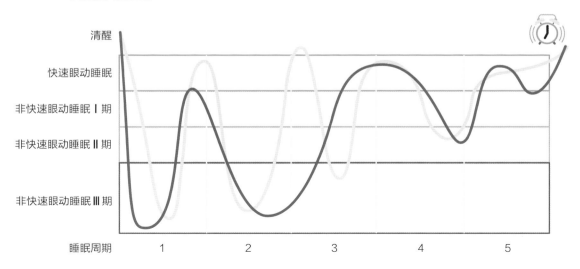

清醒

快速眼动睡眠

非快速眼动睡眠Ⅰ期

非快速眼动睡眠Ⅱ期

非快速眼动睡眠Ⅲ期

睡眠周期　　1　　　2　　　3　　　4　　　5

大麻二酚产品有助于睡眠吗？

最近，号称能够治疗失眠的大麻二酚产品增多，但很少有证据可以证明大麻二酚能治疗失眠。

大麻二酚是从工业大麻中提取的化合物，但不会使人上瘾。大麻二酚能作用于大脑中的"愉悦感受器"，可以让人放松，同时能减轻焦虑和疼痛。需要注意的是，不同国家对大麻二酚的使用有不同的规定，有些国家完全禁止或限制使用大麻二酚，所以我们一定要在了解所在国家或旅游国的相关法律后再使用大麻二酚产品。

是骗局还是真实有效？

尽管有报道称大麻二酚产品有很多好处，但能证明它对睡眠有效的证据很少。目前的研究表明，大麻二酚可能对一些会导致睡眠质量差的因素（如压力）有作用，但对睡眠机制没有直接作用。因此，目前还不能确定使用大麻二酚的益处是真实的，还是只是"安慰剂效应"。

同时，我们也很难确定许多声称含有大麻二酚的产品中到底有什么。在很多国家，大麻二酚的生产是不受监管的，这就使大麻二酚产品的安全性难以保证，其真实剂量也难保与其宣传的一致。

权衡各种因素，不建议使用大麻二酚产品治疗睡眠问题。找到睡眠不佳的症结所在，不掩盖可能出现的任何症状，正确对待，才是有效对抗睡眠问题的可靠方法。

吸烟对睡眠有什么影响？

对睡眠来说，香烟中的尼古丁是真正的"麻烦制造者"。

尼古丁是一种能让人上瘾的物质，是从茄科植物烟草中分离得到的吡啶类生物碱，它能提高我们的警觉性。研究表明，尼古丁会导致入睡困难和维持睡眠困难，同时也会降低睡眠质量。与不吸烟的人相比，吸烟的人睡眠中断的次数更多，深睡眠的时长也更短。

有些吸烟的人说，他们晚上还会因为有想吸烟的冲动而醒过来，而吸烟之后又会难以入睡，由此形成长期失眠的恶性循环，而长期失眠是非常危险的。

吸烟还会增加呼吸暂停的可能性，这是因为烟雾会刺激鼻子和喉，致其肿胀，阻塞呼吸道。如果我们睡觉时呼吸经常暂停，就不得不反复醒来。

吸电子烟如何？

大多数电子烟都会使用含尼古丁的产品，并且电子烟中的尼古丁甚至可能远比香烟中的多。如果我们是为了戒烟而吸电子烟，那么可以在白天使用尼古丁含量较低的电子烟产品，在晚上使用不含尼古丁的电子烟产品。这样，在睡觉前身体就有足够的时间来清除尼古丁了。

睡眠不佳的恶性循环

尼古丁会扰乱并减少睡眠，使人在白天过度困倦。然后，这些人会通过吸烟来提神，这又会破坏当天晚上的睡眠。

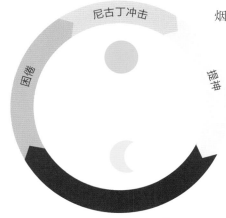

尼古丁冲击

困倦

提神

睡得更少，睡得更差

睡前洗澡对睡眠有帮助吗？

洗澡是一种很好的放松方式。研究表明，在控制好洗澡的水温和时长的情况下，洗澡对睡眠的好处很大。

洗个热水澡能帮助我们快速入睡，因为洗澡后，我们的体温会迅速下降，刺激"困意激素"褪黑素的分泌。可是，如果洗澡水的温度过高，则会抑制褪黑素的分泌。因此，洗澡时要注意水温，以不让自己出汗的温度为宜。

为了促进睡眠，我们只要简单泡个澡就可以了，无须泡很长时间。研究表明，睡前泡澡10分钟可以增加深睡眠和总体睡眠的时长。同时，温水有助于激活副交感神经系统，副交感神经系统能够缓解应激反应造成的紧张感，降低皮质醇水平，而皮质醇水平的下降对睡眠至关重要。除此之外，温水还能放松肌肉，缓解肌肉紧张和关节疼痛。这些好处都能让我们睡个好觉。

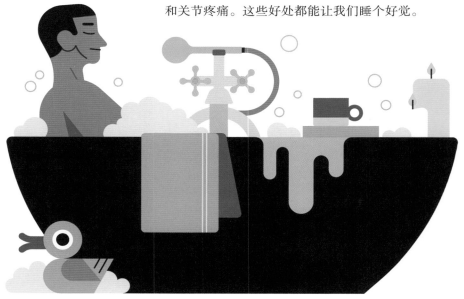

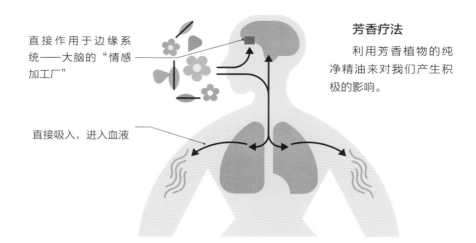

直接作用于边缘系统——大脑的"情感加工厂"

直接吸入，进入血液

芳香疗法

利用芳香植物的纯净精油来对我们产生积极的影响。

精油能助眠吗？

从芳香植物中提取出来的精油常被我们用来帮助身体放松。研究表明，某些精油确实有助于睡眠。

有些精油对睡眠的益处很大。例如：使用薰衣草精油进行芳香疗法可以让我们在白天少打瞌睡，并且在晚上睡得更安稳。这可能是因为薰衣草中的一些化合物对神经系统有镇静作用。

精油的使用方法很多：可以使用扩香器或喷雾将它散布到空气中，可以将它直接洒在纸巾上然后吸入鼻子，也可以用中性载体油稀释后拿来按摩或沐浴。请注意：切勿将未经稀释的精油直接涂抹在皮肤上；孕妇和有潜在健康问题的人在使用精油前一定要向有资质的医生征求意见。

助眠精油

研究发现，许多精油有镇静作用，可以平复应激反应，对睡眠有益。这些精油有佛手柑精油、依兰花精油、洋甘菊精油、薰衣草精油和乳香精油等。

夜间进食会影响睡眠吗？

如果想在晚上轻松入睡，保证充足的睡眠，就不要在睡前吃得太饱。

对一些人来说，睡前吃点儿东西可以抵御午夜时的饥饿感，但对大多数人来说，深夜进食会引发消化系统的问题，比如胃灼热。另外，吃什么也很关键，千万不要吃会让自己感到不适的食物。同时要注意，饭后不要马上躺下，特别是在吃了大餐、辛辣食物或油腻食物之后，否则很可能妨碍入睡。

保持健康的饮食生物钟

在白天的8~12个小时的时间内完成所有进食，这样做能够让我们获得安稳的睡眠。研究表明，限制进食时间有助于保持良好的新陈代谢。

消化系统的生物钟

昼夜节律不仅能够调节睡眠觉醒周期，还可以调节消化系统。在临近睡觉时吃饭，代表着我们在身体准备进入夜间的休息模式时启动了消化系统，这对身体来说负担很大。

使消化系统和睡眠保持同步的方法是制定合理的饮食时间表，保证自己睡觉的时候消化系统是在休息的。研究表明，限制时间的饮食模式可以实现这一点，即每天在一个相似的时间段内有规律地进食。这样做可以让身体慢慢适应这个时间表，消化功能会调节自己的"工作积极性"，使自己在饮食时间段内的积极性最高，在其余的时间段内慢慢平静下来，开始休息。

每个人的新陈代谢、日程安排和生活方式不同，我们要找出最适合自己的饮食规律，保证在睡觉前食物已经被基本消化完。如果需要晚点儿吃饭，那就尽量吃得清淡一些，减轻消化系统的压力，让自己可以睡个好觉。

在睡前三小时
之前吃完大餐
或难以消化的
食物

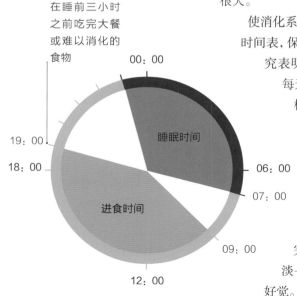

研究表明，临睡前吃饭与提前吃晚饭的人相比，入睡所花的时间更长。

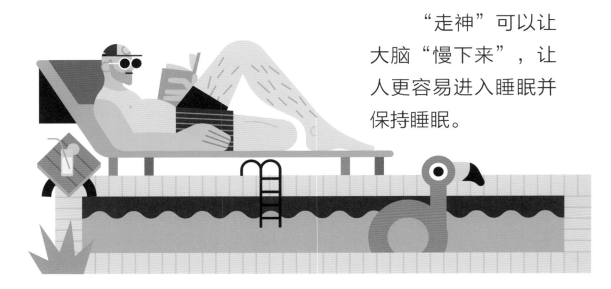

"走神"可以让大脑"慢下来",让人更容易进入睡眠并保持睡眠。

为什么度假时睡得更好?

对许多人来说,假期是为数不多的可以完全放松的机会之一。许多人都觉得自己在度假时睡得更好,而科学也证明了这一点。

想象一下你在理想假期中的状态:毫无压力,头靠上枕头几分钟后就睡着了。第二天早上,精神焕发地醒来。

在假期中,我们的身体和精神都处于适宜睡眠的状态。

晒晒太阳

阳光对于调节睡眠觉醒周期以及建立睡眠压力(见第14页、第98页)至关重要。在度假时,我们通常能在早上接触更多的阳光,这可能是因为度假的地方日照时间更长,也可能是因为我们为了利用好白天的游玩时间会提前出门。这让我们的行动和昼夜节律保持一致，晚上自然就可以获得良好的睡眠了。

无忧无虑，悠然自得

度假时，由于远离日常生活的约束和繁杂的事务，我们的压力会变小，促进睡眠的激素便能够发挥更大的作用。此外，把自己从忙碌中解放出来可以使精神深度放松，甚至是"走神"。这种"走神"是一种轻微的催眠状态，对大脑和身体其他部位都有好处，可以让我们获得良好的睡眠。

另外，度假也意味着我们会比平时更善于交际，更有时间享受他人的陪伴。积极的社会互动可以提高催产素（"爱情激素"）水平，让人感觉良好，从而进一步降低皮质醇水平。研究表明，在愉快的社交接触（如和朋友外出就餐）之后，我们的睡眠质量会有明显的提高。

同时，度假让我们远离平时所处的环境，脱离了在家里形成的负面睡眠联想和不良睡眠习惯，我们可以借此机会"清除记忆"，睡个好觉。

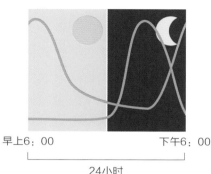

早上6：00　　　　　　　　　　下午6：00

24小时

图例

━━ 褪黑素水平
━━ 皮质醇水平

度假时的激素分泌

在低压力的环境中，皮质醇会保持在较低的水平上。到夜幕降临时，皮质醇水平的进一步降低更有利于褪黑素发挥作用。

把度假时的睡眠带回家

如果你想在旅行归来后睡得同样好，就要想办法把假期的习惯带到日常生活中。

腾出时间慢下来

虽然把日程安排得满满当当会让人感到充实，但我们要努力抑制这种冲动，允许自己少做些事情。保持身心平静和低压力状态是良好睡眠的关键。

进行户外活动

白天多在户外停留，尤其是在早上。多接触自然光有利于调节睡眠。

放松

在晚上睡觉前的几个小时里进行一些社交活动或做一些放松运动。这样做有助于保持体内激素的平衡，让自己达到最佳的睡眠状态。

如何应对时差?

时差反应是由于旅行中短时间内跨越较多的时区,目的地时间和出发地时间不一致导致的机体的一系列不适症状。时差会严重干扰我们的睡眠。

当我们的生物钟与目的地的时间不同步时,睡眠障碍、倦怠、注意力不集中、运动能力下降等问题就会出现。时差会让我们在晚上很难入睡,或者在中午就困得不行,或者在凌晨3点就醒来。

如果短时间内穿过了两个或两个以上的时区,就可能会有时差反应。一般来说,穿过的时区越多,时差反应就越大。我们可以通过一些措施来将时差造成的影响

"时间旅行"

旅行的方向和距离是决定时差会如何影响睡眠的两个关键因素。

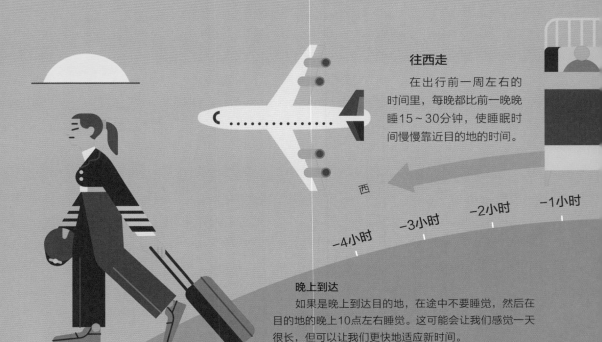

往西走

在出行前一周左右的时间里,每晚都比前一晚晚睡15~30分钟,使睡眠时间慢慢靠近目的地的时间。

西

−4小时　−3小时　−2小时　−1小时

晚上到达

如果是晚上到达目的地,在途中不要睡觉,然后在目的地的晚上10点左右睡觉。这可能会让我们感觉一天很长,但可以让我们更快地适应新时间。

降到最低。

　　如果可以的话，在出行前一周左右就开始调整生物钟，慢慢地把吃饭和睡觉的时间向目的地的时间靠拢。

　　在飞机起飞前，把手表调到目的地的时间。研究表明，在出行前和途中禁食可以帮助我们重置生物钟，这是因为饮食是一个关键的授时因子，它可以提示我们睡觉和醒来的时间。

　　当我们向东走时，时差反应通常会更加严重，导致我们在该睡觉时特别清醒，重置生物钟也就需要更长的时间。当我们向西走时，睡觉的时间会比原先晚。

　　在目的地多接触阳光有助于重置生物钟。

手机应用和褪黑素补充剂

　　有些手机应用可以通过分析我们的睡眠模式、时间和出行路线来帮助我们管理时差，然后根据这些数据为我们量身定制作息时间表。

　　另外，服用褪黑素补充剂也可以帮助我们重置生物钟。（见第91页）

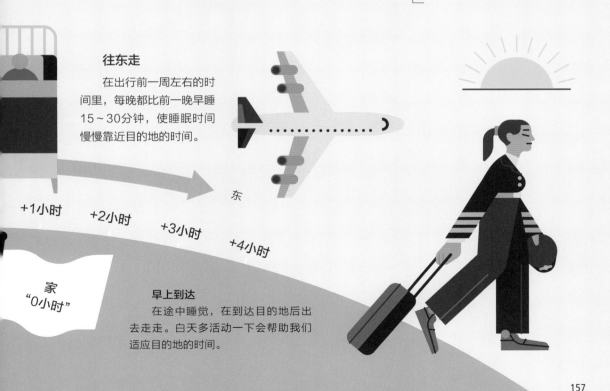

往东走

在出行前一周左右的时间里，每晚都比前一晚早睡15~30分钟，使睡眠时间慢慢靠近目的地的时间。

东

+1小时　+2小时　+3小时　+4小时

家
"0小时"

早上到达

在途中睡觉，在到达目的地后出去走走。白天多活动一下会帮助我们适应目的地的时间。

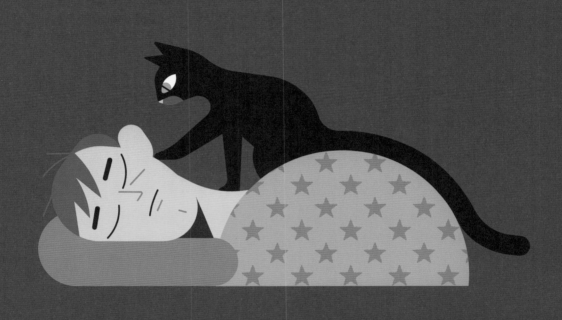

睡眠环境

睡眠与感官息息相关，光线、声音、温度和床上用品的触感等都会影响睡眠。大多数人对环境有一定的"容错空间"，可以"屏蔽"一些不利因素来营造更易入睡的睡眠环境，保证睡眠不受干扰。

干净的房间

一个整洁、干净的房间可以帮助我们"清空"大脑。如果我们总想着还有哪些家务没有完成，就很难放松下来。

舒适的床品

我们在凉爽的条件下能更好地入睡，而睡着后又需要温暖的环境来保持睡眠。使用透气的床单可以帮助我们调节体温。

愉悦的嗅觉

薰衣草精油可以增加深睡眠的时间。可以在卧室用扩香器散布薰衣草精油，也可以将精油和水混合后喷在枕头上。

昏暗的灯光

随着夜幕降临，调暗灯光可以帮助我们自然入睡。

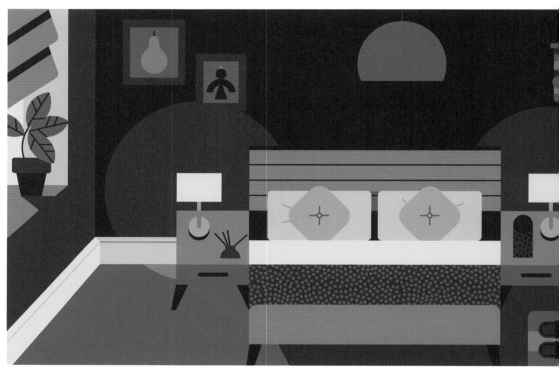

舒缓的声音

睡前看电子产品会让我们更加兴奋。听听舒缓的音乐、广播或大自然的声音可以让我们平静下来，从而促进睡眠。

绿色的卧室

有一些植物会在晚上闭上叶子，再在早晨打开，这种规律就像我们的昼夜节律，可以对我们起到一定的暗示作用。

灿烂的阳光

如果起床是件苦差事，可以先把窗帘打开，让早晨的阳光叫醒自己。

整洁的床铺

起床后立即整理床铺可以让我们在精神上摆脱黑夜，整洁的床也会让人神清气爽。

如何将卧室打造成睡眠"圣地"？

卧室应该是躲避烦琐生活的"避难所"，是放松自己的宁静空间，是休息和充电的避风港。

如果想把卧室打造成睡眠"圣地"，就要确保所有的感官都能在睡眠环境中得到安抚和满足。避免对感官的过度刺激会减轻我们的压力，让身体和思想为休息做好准备。

创造"感官乐土"

视觉

问自己两个问题：我的卧室能够让我心情愉悦吗？我是否看到自己的床就想一头栽进去呢？如果答案是否定的，就需要做出改变了。把卧室布置得赏心悦目并不需要花很多钱。

触觉

与皮肤接触的东西都应该让我们感到舒服，无论是床单、枕头、睡衣，还是脚下的地毯。皮肤是最大的器官，也是舒适程度的主要"感受器"。

听觉

卧室的声音对良好的休息至关重要。街道上嘈杂的声音会让我们清醒过来，还可能对我们造成压力。但对有些人来说，完全安静的环境会让他们感到不安。因此，我们需要找出最适合自己的声音环境。

嗅觉

嗅觉会直接影响我们的情绪。确保卧室的味道不会妨碍睡眠，比如不要把还没洗的衣服放在卧室，也不要将味道太大的食物放在卧室。

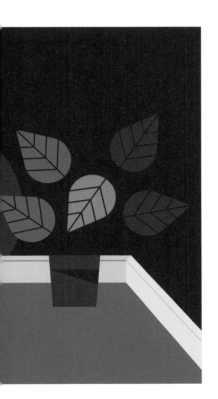

为什么我们在冬天睡得更多？

当夜晚变长、白天变短时，许多人都会变得懒散，早上只想蜷缩在床上。

我们天生就会对光线和其他外界信号做出反应，这些信号被称为授时因子，它们会影响我们的生物钟。在冬天，白天更短，阳光更少，这会打乱我们正常的睡眠模式，使我们更想睡觉。

有些人很难适应季节的变化，尤其是适应秋冬。多达五分之一的人会有一种或多种季节性情感障碍的表现。季节性情感障碍是一种在发病和缓解上具有季节规律性的情感障碍。轻微的病状通常被称为"冬季抑郁"，通常不会对生活有太大的影响，但一些患有严重季节性情感障碍的人甚至会在冬季无法正常工作。

科学家们还不确定导致季节性情感障碍的原因，但有一些科学家认为，患季节性情感障碍的人的昼夜节律对光线信号的反应更慢，他们无法快速调节褪黑素和血清素的分泌，因而更容易使睡眠和情绪受到影响。研究表明，约80%的季节性情感障碍患者有嗜睡症，会经常睡过头，或在白天嗜睡、打盹儿。

生活在高纬度地区的人受季节性情感障碍的影响更大

冬季日照时间

在冬季，纬度30°以上的地区白天短、夜晚长，两极地区几乎没有日光。有限的日照会导致季节性情感障碍，从而引发睡眠问题。

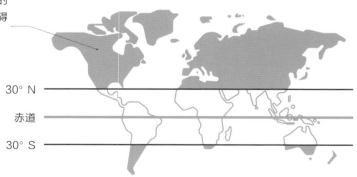

30° N

赤道

30° S

超过一半的人在冬季会多睡两小时以上。研究表明，冬季发病的季节性情感障碍患者会频繁做噩梦，失眠的风险也更大，还会有食欲增加、嗜睡、懒惰、注意力不集中、悲伤、频繁哭泣等表现。

应对策略

充分利用自然光

每天在户外散步10分钟，在室内时尽量坐在窗边。

保持和夏天一样的作息

试着和夏天在一样的时间睡觉和醒来。

定期运动

运动有助于改善情绪，定期运动有助于保持正常的睡眠觉醒周期。

强光疗法

强光疗法是已被证实的可以治疗季节性情感障碍的方法。应用强光疗法时，我们可以在早上坐在一个能发出非常明亮的光的灯箱旁，模仿阳光对大脑的刺激。注意：一定要在医生或专家的指导下应用强光疗法。

夏天的"白夜"

高纬度地区夏季长时间的日照也会给睡眠造成很大的影响。

在挪威的奥斯陆，夏季每天日照时间将近19个小时，而在北极圈内的特罗姆瑟，夏季中有一段时间太阳甚至都不会落下。由于没有光线减弱的迹象来刺激"困意激素"褪黑素的分泌，在这些地方有许多人难以入睡。

研究发现，在阳光太充足的地方，戴太阳镜遮挡光线有助于改善睡眠。

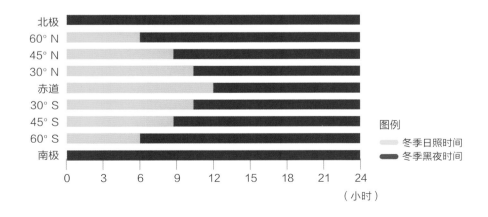

图例
冬季日照时间
冬季黑夜时间

163

满月对睡眠有影响吗？

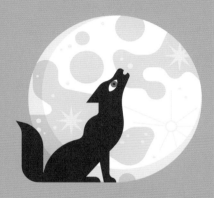

几个世纪以来，满月一直是许多文化中具有蛊惑性和拥有丰富传说的日子。有很多人认为，满月会破坏睡眠。

从传说中的"狼人"到有些地方在满月时犯罪率会上升，满月被蒙上了一层神秘色彩。很多人觉得满月与睡眠问题，甚至精神问题有一定的关系。月亮确实对很多自然现象有影响。例如：满月时海潮涨落的差异最大；每年冬季满月之后，澳大利亚大堡礁的珊瑚就会大量产卵。然而，对于人类来说，几乎没有科学证据表明满月会像传说中那样影响我们的行为。

满月和睡眠不好之间的联系可能不是什么神秘或超自然的联系，而是一个更简单的事实——心理作用。可是，无论事实如何，我们都更有可能记住合乎既定猜想的信息。因此，如果在某天我们没有睡好，又恰巧注意到那晚正好是月圆之夜，我们就会觉得这不是一个巧合，认为这恰恰可以证明月亮确实有一股神秘的力量。同时，我们还会忘记"在不是满月的夜晚，我们同样会失眠"这个事实。

不过，月光在某些时候确实可以使我们更加清醒。在没有人工照明的社区或乡村，满月时的月光比较明亮，会照得这些原本在夜晚比较暗的地方非常亮，进而影响这些地方的人的睡眠。这是因为光线（不仅是日光）是一个重要的、会影响睡眠的授时因子。不过，生活在城市的人不太可能受满月时月光的影响，他们不太可能像生活在乡村等夜晚相对黑暗的地方的人一样，有"满月影响睡眠"的体会。

晚上睡觉时拉上窗帘可以将月光对睡眠的影响降到最低。

蓝光对睡眠有影响吗?

虽然任何类型的光都可能影响睡眠,但电子设备发出的蓝光对睡眠有特别的影响吗?

光对睡眠的影响很大。(见第162页、第163页)

我们的眼睛会看到太阳的升起和落下,然后向大脑发送信号,大脑便会在一天的不同时间里发送分泌不同激素的指令,以调节我们的睡眠。

研究表明,蓝光波长较短,更容易被眼睛接收,因此比起其他颜色的光,我们受蓝光的影响更大,对蓝光更敏感。

蓝光会扰乱生物钟吗?

按照上述说法,有人认为,晚上长时间暴露在电子设备发出的蓝光下会使大脑误以为这还是白天,从而阻止"困意激素"褪黑素的分泌,进而扰乱睡眠。虽然这个假设成立,但实际上,电子屏幕发出的光的量是非常少的,其亮度不足以"骗过"我们的生物钟。在控制我们的睡眠节奏方面,蓝光的能力根本比不上自然光,就算半夜看一会儿手机,我们的大脑也不会以为现在已经是早上了。

大多数人每天都有很长的时间暴露在自然光下,这足以抵消电子产品发出的蓝光可能产生的影响,但对于白天不能接触大量自然光的人(如上夜班的人)来说,蓝光会延迟他们的入睡时间,因此这类人要试着在睡觉前的几个小时内减少使用电子设备的时间。

有必要使用蓝光过滤器吗?

虽然蓝光不太可能干扰睡眠,但它会伤害眼睛。研究表明,对于需要长时间使用电子产品的人来说,使用防蓝光眼镜或屏幕保护膜等工具来阻挡或吸收一部分蓝光,有助于减轻眼睛不适的状况。

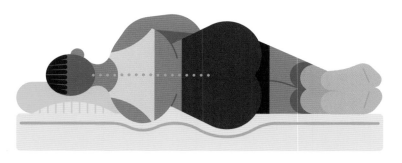

减轻背部不适

让颈部、胸部和下背部在一条直线上，使脊柱保持水平，让身体放松，能够最大限度地减轻背部疼痛。

什么样的床垫和枕头是最好的？

我们一生中三分之一的时间都在睡觉，多花点儿时间选择合适的床垫和枕头是非常值得的。

在选择床垫之前，我们可以关注一下自己每天的感受：醒来时肩膀或下背部会疼痛吗？睡觉时会经常被热醒吗？通常以什么样的姿势醒来？

无论是侧卧、仰卧，还是俯卧，理想的床垫都能支撑脊柱，并且足够舒适，可以减轻臀部、肩部或其他部位的压力。

床垫的填充物通常有记忆海绵、弹簧、凝胶和乳胶，还有混合的多层床垫，种类繁多，软硬都有。矫形床垫可以提供更稳固的支撑，均匀地将身体重量分散开；记忆海绵床垫则可以根据身体的曲线成型，以减轻身体的压力，但是支撑力不够，会使脊柱弯曲得更多；混合型床垫可以平衡支撑性和舒适度这两种需求；乳胶床垫与羊毛或凝胶床垫不同，它可以更好地散热，促进睡眠，尤其是促进处于更年期的人的睡眠；泡沫或分体床垫可以减少伴侣在另一侧活动时的干扰。

关注床垫的同时，我们还要关注枕头。喜欢仰卧的人不要选择太高的枕头；喜欢趴睡和侧睡的人可以选择相对结实的枕头，这样可以使脊椎尽量保持水平。

重力毯对睡眠有帮助吗？

很多人说，含有珠子或颗粒的重力毯能让人放松和平静。重力毯通过施加压力来模拟拥抱的感觉，抑制应激激素的分泌。

有一种说法是，重力毯通过"神经深度压力刺激"来刺激神经系统，引导我们放松。肌肉、肌腱和关节内的本体感受器会将这种压力输送给大脑，从而让身体对外界情况做出反应。

压力信号

对于皮肤来说，毯子的压力和被人触摸的压力几乎没有区别，大脑接收到的信号几乎是一样的。

重力毯真的有用吗？

一些科学家认为，重力毯提供的压力会激活神经系统，触发包括血清素和多巴胺在内的神经递质的分泌。这些神经递质有镇静作用，可以减轻焦虑，降低心率和皮质醇水平，促进睡眠。

关于重力毯如何影响睡眠的研究有限，不过少量的研究表明，重力毯确实可以改善特定精神疾病患者的失眠状况。虽然如此，对于患有睡眠呼吸暂停或呼吸系统疾病的人来说，额外的重量可能会进一步限制肺的扩张能力。因此，这类人在使用重力毯前最好咨询一下医生。

压力作用
在皮肤上

环层小体感觉
到压力的变化

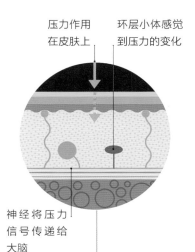

神经将压力
信号传递给
大脑

床的位置对睡眠质量有影响吗？

既然环境因素，比如光线、噪声和温度都对睡眠质量有影响，那么床的位置呢？

很少有针对人们对床的位置偏好的研究。不过，人类和动物都有着相同的生存本能，都喜欢睡在让自己感觉安全——既远离危险，又便于发现威胁——的地方。因此，大多数人倾向把床放在远离门窗，但躺在床上又能看到门窗的地方。

平静和安全感可以让我们放松下来，这是睡个好觉的前提条件。赶紧检查一下床的位置吧！

风水

让人感到安全和放松的地方是睡眠的最佳场所，这一理念与中国的风水之说有异曲同工之处。风水中有一种说法：应该将床放在所谓的"指挥位置"，即与门对角线对齐，而不是与门水平对齐的方位。这样，当我们躺在床上时，仍然可以看到门，但是又离门较远。另外，床头应该靠墙，这样既可以有一种稳定的感觉，又可以确保在睡觉时没有东西潜伏在自己看不到的头顶方向，以满足我们对于安全的原始需求。

磁场

人们普遍认为，睡觉时头部的朝向与地球磁场的关系也会影响睡眠。古印度时期就有这样一种说法：人的头部就像一块磁铁的北极，如果睡觉时头朝北，就会产生互斥反应，造成体内血液循环不佳，从而影响睡眠。

可是到目前为止，几乎没有科学证据支持这一说法。相反，研究表明，睡觉时身体保持与地球磁场一致的南北向能使睡眠更好、更深。

总体来说，床的位置不会成为睡眠不佳的主要原因。比起改变床的位置对睡眠的影响，确保我们的卧室是安静的，是一个能够让我们感到放松的地方更重要，更有利于睡眠。

最佳位置

将床摆放在远离门窗又和门窗有一定角度的地方，确保我们在床上可以看到门窗，这会让我们感到足够安全，可以放心睡觉。

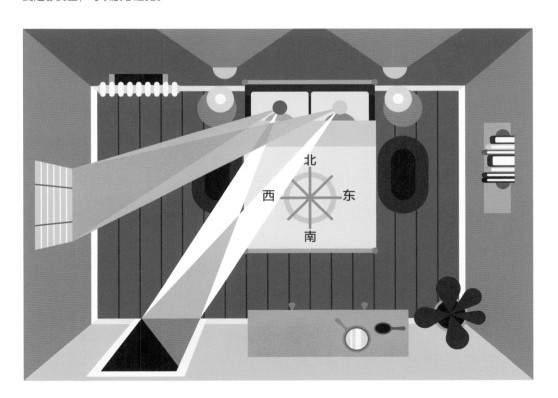

开窗睡觉好还是关窗睡觉好？

开着窗户睡觉有很多好处，但也有坏处。睡觉时是开窗还是关窗取决于个人的需要和环境条件。

我们知道，凉爽的环境有助于睡眠，开窗睡觉可以降低室温，提高睡眠质量。可是别忘了，天气炎热的时候，开窗反而会提高室内的温度。

随着睡眠的深入，卧室里的空气会越来越浑浊，进而干扰睡眠，因此打开窗户让空气流通一下确实对睡眠有所帮助，尤其是对在比较小的卧室里睡觉的人来说。

研究发现，卧室里的二氧化碳含量越低，人们就会感觉空气越清新，进而睡得越好，第二天就不会那么困了，注意力也会更加集中。

同时，我们还要定期更换床上用品，驱散"陈旧的气息"。

什么时候关窗户呢？

开窗可能会引起一些过敏症状，比如花粉过敏，进而影响睡眠。此外，很多人说，睡觉时开着窗户会让他们喉咙疼或脖子疼，这可能是由于气流引起的斜颈——胸锁乳突肌挛。热敷和按摩可以有效缓解斜颈的症状。如果经常发生这种情况（斜颈），或者当地的治安不好，开着窗户睡觉不安全，那么在睡觉时关上窗，但把卧室门打开也可以促进空气流通，让自己睡得更好。

打开窗户可以使睡眠质量提高约50%。

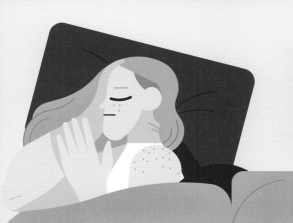

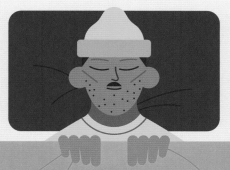

理想的睡眠温度是多少？

虽然我们的身体在一定程度上可以自我调节体温，但外部温度在促进或妨碍睡眠上也发挥着关键作用。

研究表明，理想的睡眠温度比我们想象的低，过高的温度会阻止诱导睡眠的激素的分泌。此外，良好的通风也是关键。除了在极端气候条件下，睡觉时打开窗户（见第170页）通常是最好的，也是最便宜的调节室温的方法。在夏天，换一床较薄的被子或毯子，并使用风扇、空调或除湿器来降低室温和促进空气循环是很好的。

忽冷忽热

同睡的伴侣和自己偏好不同的睡眠温度是十分常见的现象。要找到一个两人都满意的温度就需要两人不断尝试。研究表明，女性比男性更容易感到寒冷，这可能与雌激素水平有关。此外，女性的体温还会随着月经周期而波动。

如果两人之间存在温度调节的分歧，可以把卧室的温度调低一点儿，因为比起让热的一方想办法降温入睡，让冷的一方采取保暖措施更简单。或者，两人可以盖不同厚度的被子，或将双控电热毯的一侧打开，或在一侧加一个冷垫，等等。

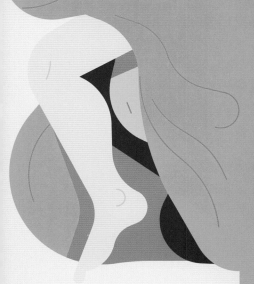

成人卧室的理想温度
大约在

20℃。

睡觉时穿什么？

研究表明，体温对睡眠质量的影响很大，而睡衣的选择也会对睡眠质量产生不小的影响。

体温会影响我们进入睡眠和保持睡眠的能力（见第66页、第67页），而紧身的衣服会使体温上升，进而妨碍睡眠。入睡后，太热或太冷都可能让我们醒来，穿棉质或竹纤维等透气面料的睡衣有助于睡眠过程中的体温调节。

穿着睡衣在家里四处走走，感觉一下，睡衣不应该让我们感到拘束或不舒服。如果穿着衣服难以入睡，裸睡可能是最放松、最舒适的选择。然而，对一些人来说，换上睡衣是一种睡前仪式，可以暗示自己该睡觉了，能让自己产生积极的联想，这有利于睡眠。

内衣的选择

如果习惯穿内衣、内裤睡觉，千万不要穿紧身的，因为紧身的内衣、内裤会使体温上升，而我们的身体更倾向于在睡眠时保持凉爽。从生殖健康方面来说，男性穿宽松的平角内裤有助于保持健康的精子数量。有些女性穿文胸睡觉是为了舒适，如果是这样就不需要改变。还有些女性穿文胸睡觉是为了防止胸部下垂，可研究表明，穿内衣睡觉对乳房组织的走向没有任何影响。

穿袜子睡觉可以降低血压，帮助身体为睡眠做好准备。研究表明，在凉爽的房间里穿袜子会让我们的体温保持稳定，从而让我们更容易入睡并保持睡眠。

研究发现，在凉爽的卧室里睡觉时，穿睡袜的人会多睡**32**分钟左右。

是否可以与宠物同睡？

要不要和宠物同床睡觉？在考虑这个问题时，我们需要平衡情感优势和生理、现实劣势两方面因素。

毫无疑问，宠物能给人带来舒适感和安全感，与宠物近距离接触也有很多好处。甚至有研究表明，猫的呼噜声可以用于治疗一些骨骼和软组织问题。另外，宠物还可以帮助创伤后应激障碍患者缓解由噩梦和焦虑造成的睡眠障碍。

睡眠伴侣

研究表明，和狗狗睡在同一间卧室（同屋不同床）的人的睡眠效率较高，睡眠时长也较长。然而，如果和狗狗睡在同一张床上，睡眠会受到轻微的干扰。

除此之外，宠物的品种、大小和数量也很重要。猫的个头很小，但猫在晚上更活跃。因此，如果我们和猫同睡，猫在晚上想出去玩或吃东西时就可能会把我们吵醒。

睡眠较浅或容易过敏的人应避免与宠物同睡。如果你的伴侣不喜欢和宠物同睡，你也不要和宠物同睡。要知道，争吵会使应激激素的分泌增加，进而破坏睡眠。

宠物的性格也可能影响我们的睡眠。研究表明，压力大、无聊或孤独的狗狗比活跃、快乐的狗狗睡得更差，它们在夜间的躁动可能会干扰到它们的主人。

睡觉前给猫咪喂食可以防止它们在晚上打扰我们。

173

在床上可以听点儿什么？

摇篮曲和睡前故事一直都是哄孩子入睡的"法宝"，而播客、定制的催眠音乐和睡眠类手机应用就是成人版的入睡"法宝"。

研究表明，入睡时听特定类型的音频有助于减缓心跳和呼吸，降低血压，放松肌肉。因此，顺利入睡的关键之一就是选择合适的音频。

慢下来

模仿人类静息心率（每分钟60~80次）的音乐或讲话声可以让人身心平静。上网下载一些这一类的古典音乐或流行音乐吧。

选好要听的内容后，记得把手机或者其他电子设备的屏幕朝下放，避免自己分心

戴着耳塞入睡更舒适

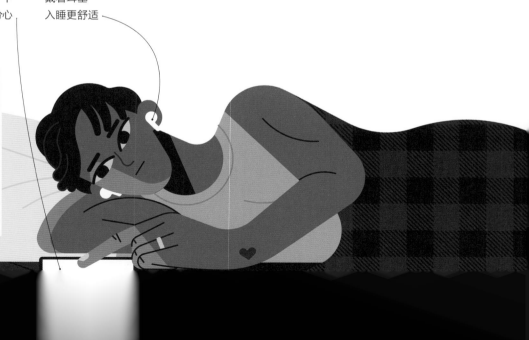

低沉一点儿

大多数人表示，低沉、放松的声音最容易让人入睡。提供成人睡前故事的播客通常用温暖的男中音来讲述一系列慢节奏的、曲折的故事或阅读文章。

避免过度刺激

确保音频的内容不会令人振奋。睡前绝对不是听舞曲、辩论赛或令人捧腹的喜剧的时候。

好事过头反成坏事

当我们发现对自己很有帮助的播客或音乐时，很自然地就会依靠它们来帮助自己入睡。然而，它们的"催眠"效果会随着重复聆听次数的增加而减弱。随着时间的推移，这种音频就变得不再那么有效。如果我们发现原来的音频不再起作用了，就很可能会焦虑，这会导致新的睡眠问题或者使原有的睡眠问题恶化。

如果出现这样的情况，可以试试失眠认知行为疗法（见第122页、第123页），跟着相关的练习来做，找到减少依赖外部睡眠工具的方法。

助眠的手机应用类型

减压类

提供指导性的冥想或自我催眠方法的应用程序可以帮助我们放松下来，还可以帮助我们在睡觉前整理思绪。

背景音类

白噪声或粉红噪声（见第179页）可以帮助我们掩盖周围令人讨厌、干扰睡眠的声音，比如街道上的噪声。

自然音类

来自大自然的声音（如雨声、海浪声或树叶摩擦的沙沙声）有一种一致的、可预测的节奏，可以舒缓大脑，有助于减弱身体的应激反应，放松身心，让我们为睡眠做好准备。

定时关闭

大多数智能手机和应用程序都可以设置定时关闭功能。可以先将播放时间设为15～20分钟，如果时间到了还没有睡着，再延长播放的时间。

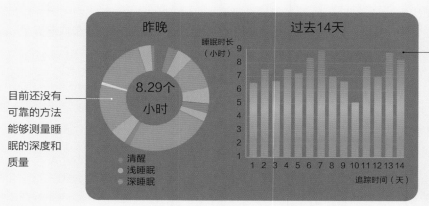

睡眠追踪器可以帮助我们记录一段时间内的睡眠模式

保持追踪

可以将睡眠追踪器穿在身上或夹在枕头上，用它来收集和分析与睡眠相关的数据

目前还没有可靠的方法能够测量睡眠的深度和质量

睡眠追踪器有用吗？

目前，睡眠追踪器的技术已经有了很大的进步，但其捕获数据的质量以及让人产生的依赖性让一些科学家感到担忧。

睡眠追踪器会记录我们何时入睡、醒来，以及深睡眠和浅睡眠的时长。有些睡眠追踪器的制造商声称可以准确测量出我们每个睡眠阶段的时长，但没有哪一种产品能像睡眠脑电图那样有效。睡眠脑电图是很多医院使用的诊断工具。我们在浅睡眠时可能会动来动去，这时，睡眠追踪器很可能会根据这些活动判断我们仍未入睡，造成误差，但睡眠脑电图不会犯这种错误。

稳定的作息是良好睡眠的关键。睡眠跟踪器可以提供指导，但是不要过度依赖它提供的数据。过于追求完美的睡眠本身就是一种睡眠障碍，有时候，越想知道睡得好不好，越睡不好。最好的睡眠追踪器是我们的身体，良好的睡眠会让我们醒来时感觉神清气爽、精力充沛。

睡前阅读有益还是有害？

对许多人来说，睡前阅读是生活中最大的乐趣之一。的确，如果在睡前难以放松，那么一本好书可能会成为我们最好的朋友。

成为一个"睡前书虫"有很多好处。研究表明，睡前阅读可以减轻焦虑和压力。同时，睡前阅读的内容更容易被记住，因此睡前还是学习和巩固记忆的好机会。对于失眠的人来说，睡前阅读可以帮助他们减少皮质醇的分泌，增加获得优质睡眠的机会。

在床上读书

对大多数人来说，睡前在床上阅读不会影响睡眠。而对于有睡眠问题的人来说，最好在另一个房间阅读，直到确定自己已经准备好睡觉之后再进入卧室。

纸质书更好

研究表明，每阅读30分钟的"会发光"的电子书，就会让我们的入睡时间增加10分钟。

不要上网冲浪

翻阅社交媒体上的信息或浏览新闻网站并不算睡前阅读，反而可能对睡眠造成压力。

选对内容

阅读引人入胜的故事可以让身心放松下来。小说似乎是最有利于睡眠的阅读选择，不过不要阅读恐怖小说，也不要阅读会让人感受到巨大痛苦的悲剧。

研究表明，持续阅读6分钟，压力就会减少约68%。

177

为什么最轻微的噪声都能把我吵醒，却吵不醒我的伴侣？

研究表明，环境噪声对睡眠质量的影响可能比我们想象的还要大。并且，有些人天生对声音很敏感。

一般来说，噪声最有可能在非快速眼动睡眠 II 期把我们吵醒，这一阶段大约占我们整个晚上睡眠时长的一半。儿童和老年人在睡觉时更容易受到声音的干扰。

在睡觉时，大脑对环境刺激（如噪声和光线）的反应会减弱，我们的感觉中枢和"睡眠守门员"——丘脑会过滤掉一部分刺激，同时大脑还会发出"睡眠纺锤波"。睡眠纺锤波是一种在非快速眼动睡眠 II 期出现的震荡型脑活动波。研究表明，睡眠纺锤波较多的人在睡着时对逐渐增强的噪声（如逐渐变大的闹铃铃声）的忍耐力更强。

K复合波也是在非快速眼动睡眠 II 期出现的一种脑波，很多科学家认为这种波的作用是保护和维持睡眠。

睡眠隔音

K复合波和睡眠纺锤波似乎都在降低睡眠期间我们对声音的敏感度方面发挥着重要作用，可以保护我们在睡觉时不被噪声吵醒。

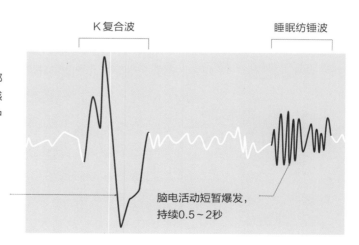

K复合波　　　　　　睡眠纺锤波

脑电活动自发爆发，
持续约1秒

脑电活动短暂爆发，
持续0.5~2秒

有些人可以产生更多用来阻隔噪声的脑电波，这主要是由遗传因素决定的。然而，人们对不同的声音的反应也不同，每个人都可能有独特的"触发音"，只要这个声音出现，睡眠就可能被打断。例如：比起闹钟的声音，妈妈们更容易被宝宝的哭声吵醒。

屏蔽噪声

卧室里的枕头、地毯和厚重的窗帘都有助于吸收噪声。如果街上的噪声很大，我们可以把床移开，让它远离窗户。

耳塞可以改善睡眠质量，柔软的泡沫耳塞更舒适，不过，所有的耳塞都可能导致耳垢积累。或者，我们可以选择用发带来代替耳塞，还可以用降噪耳机来播放能让人放松下来的声音。

适合睡眠的声音

很多人会使用能播放白噪声或粉红噪声的应用程序来帮助自己入睡并保持睡眠。从理论上讲，混合不同频率的、持续的、嗡嗡作响的背景噪声（如风扇运转的声音）有助于掩盖突然出现的声音。然而，关于白噪声促进睡眠有效性的研究结果相差很大，不足以提供可靠的理论证明。粉红噪声更柔和，因为它的高音元素被弱化了。研究表明，粉红噪声可以改善老年人深睡眠阶段的大脑活动。不过，这样的研究很有限。

无纺锤波
大脑的声音处理区域仍然活跃，能对外界噪声做出反应

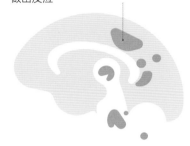

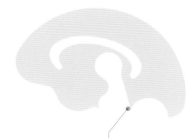

有纺锤波
大脑的声音处理区域与外部噪声隔离，被吵醒的概率不大

"安静下来"

在非快速眼动睡眠阶段，丘脑和初级听觉区（听皮质）的活动减少。

什么样的闹钟比较好？

最理想的闹钟是自然的昼夜节律。然而，很多人在早上都不得不依靠其他方法醒来。

尽管有些人能够一睁眼就从床上跳起来，可这并不代表他们睡醒了。研究表明，约80%的人在工作日会使用闹钟，近70%的人在休息日会多睡至少一个小时。

响亮刺耳的闹铃声似乎是上班族最好的选择，尤其是对起床后需要快速出发的人来说。但这种突如其来、反复不断的噪声会让我们的大脑对它产生"防御准备"，导致闹钟还没响，大脑已经做好准备，以防它的突然到来惊醒我们。

旋律闹钟

有旋律的闹铃声比刺耳的哔哔声要好。研究表明，旋律似乎能增强我们的兴奋度和认知度，让我们不那么昏昏沉沉。除了优美的旋律，有规律的节奏也可以提高我们的警觉性。虽然类似的研究还不多，但研究人员表示，乐队Beach Boys（海滩男孩）的歌曲*Good Vibrations*（美好的振动）和乐队Cure（治愈）的歌曲*Close To Me*（靠近我）对我们从睡眠状态过渡到警觉状态非常有效。

无论我们选择哪种声音，都要避免养成按下"贪睡按钮"的习惯，否则我们会在更长的时间内感到昏昏沉沉。我们可以把闹钟放在离床较远的地方，这样就必须下床才能关掉它。一些手机应用程序会让我们在关闭闹钟前解决一个难题或用力摇晃手机，这也可以让我们清醒过来。

　　作为闹钟的替代品，黎明模拟器或"日出闹钟"会在起床前的30～60分钟中逐渐增强卧室的光线。理论上，这可以帮助我们自然醒来，即使外面仍然是漆黑一片。一些很难醒来的人表示，在使用"日出闹钟"后，他们醒来后会更警觉、反应更快。不过，这些产品发出的光远不如灯箱发出的光强烈，因此灯箱是公认的治疗睡眠障碍的好工具，比如治疗季节性情感障碍（见第162页、第163页）。当然，也有研究表明，"日出闹钟"对那些患有轻度或中度季节性情感障碍的人是有帮助的。

"日出闹钟"

　　即使是闭着眼睛，视网膜内的感光细胞仍然可以探测到光线，并向大脑传递信息。大脑收到信息后便会发出起床的指令。

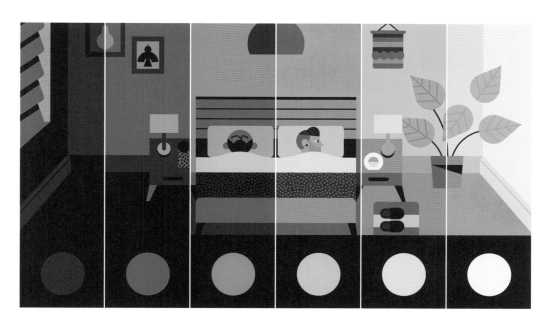

最低强度的光

最高强度的光

早上7：00　　　　"日出闹钟"使室内亮度在30分钟内逐渐增强　　　　早上7：30

181

伴侣双方要同时上床睡觉吗？

生活中有很多情况会让夫妻两人的睡眠时间不一致，例如：某一方需要安抚失眠的孩子，某一方需要加班处理工作邮件，某一方想多看会儿喜欢的电视节目，等等。

很多人在与另一半一起入睡时，会获得一种深深的舒适感和安全感，压力也会减轻。伴侣双方同时上床睡觉可以促进两人的情感交流，让两人对这段关系更加满意。研究表明，睡眠模式与人们对伴侣的态度之间存在联系，睡眠模式不匹配的夫妻之间冲突更多。

然而，并不是每对夫妻都能在同一时间上床睡觉，一些夫妻不得不错开睡觉时间。有的夫妻中有一方睡觉时会打鼾或者磨牙，另一方就需要先上床睡觉，这样更容易睡着。比起共同睡觉带来的安全感，伴侣双方都有充足、稳定的睡眠更为重要。我们首先要让自己得到充分的休息。

"早起鸟"和"夜猫子"

有些人无法和伴侣同时感到困倦，因为两人的生物钟不同。我们的生物钟决定了我们睡觉和醒来的时间。

如果我们和自己的伴侣的生物钟正好处于两个极端（"早起鸟"和"夜猫子"，见第68页、第69页），那么就很难保证两人有相同的入睡时间。不过，大多数人介于"早起鸟"和"夜猫子"之间，是可以比较容易地找到折中的办法，确保双方都能得到想要的亲密关系和所需的睡眠的。

弥补睡眠差异

开诚布公

夫妻双方可以开诚布公地谈论彼此的睡眠需求，了解彼此的睡眠类型，这样做可以避免双方因为睡眠问题而伤害感情。

小技巧

使用夜灯或在其他房间换衣服，这样就不会因为晚睡或早起而吵醒伴侣了。

在一起

两个人可以在晚上的早些时候腾出点儿时间来聊聊天、拥抱，或者什么都不做，单纯地享受在一起的乐趣。

研究表明，睡在同一张床上的夫妻双方的快速眼动睡眠时长会增加**10%**左右，且两人被其他因素干扰而醒来的可能性更小。

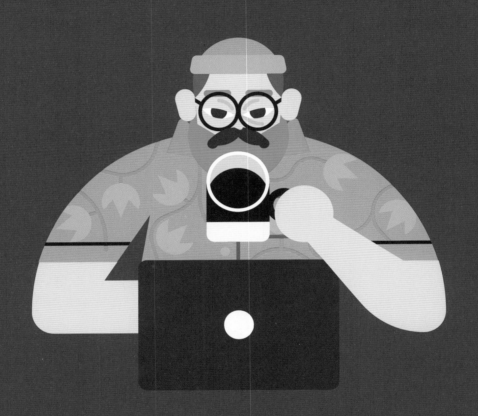

当睡眠
出现问题

我们经常听到睡眠不好造成的各种可怕后果。虽然优质的睡眠确实对健康至关重要，但这并不代表睡眠问题一定会造成很严重的健康问题。况且，有很多方法可以改善或解决睡眠问题，甚至是解决某些根深蒂固的睡眠问题。

长期睡眠不足会损害健康吗？

没有良好的睡眠，身体就会错过重要的修复环节。

睡眠时间也是身体的修复时间。睡眠可以增强免疫力，清理大脑中杂乱的信息，保证我们在第二天活力满满。大多数成年人每天需要7~9小时的睡眠。然而，研究表明，有近三分之一的成年人的平均睡眠时长不足六小时。

睡眠不足的影响

如果经常睡眠不足，我们回忆信息和集中注意力的能力就会减弱。如果没有足够的深睡眠，我们学习、决策和应对压力的能力就会减弱。研究表明，睡眠不足导致的疲劳常常是工作失误和驾驶事故的罪魁祸首。

睡眠不足还会使我们的身体变差，甚至"耗干"，因为身体没有足够的时间进行自我修复。研究表明，连续多天每天睡眠不足6小时会增加患病风险。对一些人来说，缺乏睡眠也是不爱运动、吸烟或酗酒的主要原因。

补充睡眠

尽管睡眠不足对身体有这么多危害，但如果我们能够及时补充睡眠，身体就会抓住机会扭转睡眠不足带来的影响。想办法多睡一点儿有巨大的好处，能弥补睡眠不足造成的不良后果。

为了弥补长期睡眠不足的影响，可以试试每晚提前15~30分钟睡觉，但这个方法不适合失眠症患者。小睡和偶尔睡个懒觉也可以帮助我们增加睡眠时长，不过不要一次性睡得太多。一次补觉超过5个小时可能会让我们昏昏沉沉，并可能对我们接下来的睡眠产生负面影响。

我缺觉了吗？

要注意身体的预警信号，如果出现下面的情况，说明我们可能需要多睡一点儿了。

身体状况

紧张性头痛、下颚紧缩、磨牙、肠易激综合征、高血压、性功能障碍。

情绪状况

易怒、急躁、不爱社交、焦虑、抑郁。

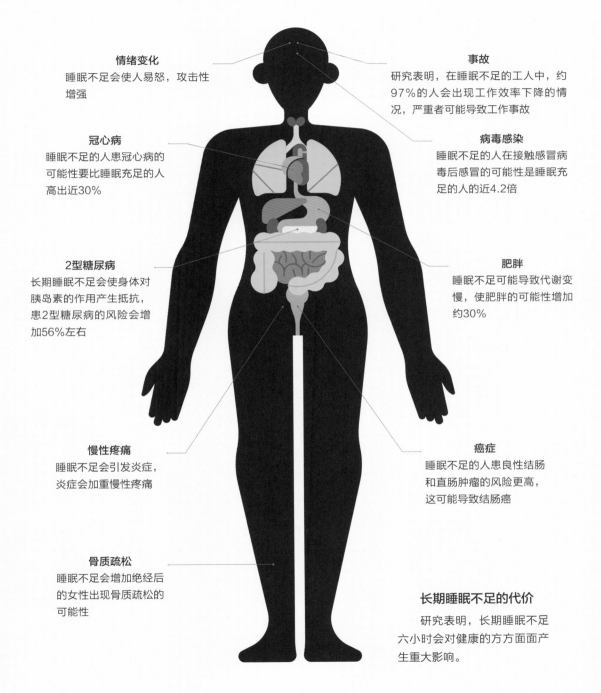

情绪变化
睡眠不足会使人易怒，攻击性增强

事故
研究表明，在睡眠不足的工人中，约97%的人会出现工作效率下降的情况，严重者可能导致工作事故

冠心病
睡眠不足的人患冠心病的可能性要比睡眠充足的人高出近30%

病毒感染
睡眠不足的人在接触感冒病毒后感冒的可能性是睡眠充足的人的近4.2倍

2型糖尿病
长期睡眠不足会使身体对胰岛素的作用产生抵抗，患2型糖尿病的风险会增加56%左右

肥胖
睡眠不足可能导致代谢变慢，使肥胖的可能性增加约30%

慢性疼痛
睡眠不足会引发炎症，炎症会加重慢性疼痛

癌症
睡眠不足的人患良性结肠和直肠肿瘤的风险更高，这可能导致结肠癌

骨质疏松
睡眠不足会增加绝经后的女性出现骨质疏松的可能性

长期睡眠不足的代价
研究表明，长期睡眠不足六小时会对健康的方方面面产生重大影响。

为什么会失眠?

失眠是一种最常见的睡眠障碍。失眠可能表现为难以入睡,或难以保持睡眠,或醒得太早。

任何经历过失眠的人都非常清楚失眠对日常生活的影响:白天嗜睡、易怒、记忆力差、疲劳、人际交往困难……研究表明,全世界有10%~30%的人有失眠问题,在一些国家,这一比例高达60%。妇女和老年人更容易失眠。

失眠恶化

失眠通常始于一个触发事件。之后,为了应对这个事件带来的压力,我们可能会做出一些无益的行为,这会让失眠持续下去。

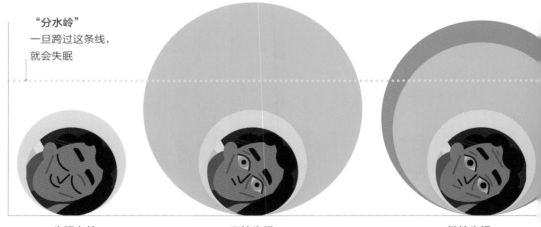

"分水岭"
一旦跨过这条线,
就会失眠

失眠之前
存在潜在的风险因素,比如焦虑

开始失眠
一个触发事件,比如家庭成员去世

继续失眠
无益的行为导致失眠持续,比如摄入过多的咖啡因

什么导致了失眠?

心理、行为、环境和生物因素都是导致失眠的原因。

焦虑、抑郁、某些处方药、压力、激素变化都可能导致失眠。同时,遗传因素也有影响,失眠通常会遗传。

一些事件也会扰乱睡眠,比如换工作、换工作时间或倒时差等。这些事件发生时,有几个晚上睡不好是正常的,一旦这些事件过去,或者我们已经适应了它们,睡眠往往会恢复正常。然而,对一些人来说,这种短期的失眠可能变成长期的失眠。

一旦失眠超过四周,我们看待睡眠的方式往往会发生改变,可能会采取一些行为导致失眠"永久化"。这些行为包括摄入过量咖啡因、酒精或尼古丁,睡觉时间不稳定,在床上花太多时间浏览社交媒体,等等。

失眠是一只"饥饿的野兽"

当我们失眠时,一定要改变睡眠习惯,让自己放松下来。此时,保持良好的睡眠卫生非常重要。通过一些方法进行早期干预,往往可以阻止短期失眠变成长期失眠。同时,我们要提醒自己:短期失眠是完全正常的,不要担心;失眠是由恐惧引起的,越担心睡不着,就越会睡不着。

失眠认知行为疗法(见第122页、第123页)能够帮助我们重新思考睡眠这件事,改变我们与睡眠有关的坏习惯和消极想法,让我们学会建立良好的睡眠模式。

图例

潜在的睡眠风险

具体的触发事件

导致持续失眠的行为

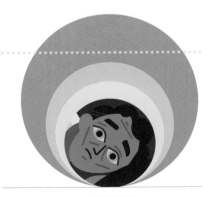

长期失眠

如果没有改掉那些无益的行为,即使最初的触发事件消失,失眠也会变成长期问题

睡眠不足会影响判断力吗？

我们经常说，在做重大决定前要先睡一觉，科学也证实了这一说法。

睡眠对我们处理信息的方式有着深远的影响。由于我们的大脑非常复杂，且各个部分相互关联，睡眠便成了一个很难研究的领域。同时，目前的科学发现与结论各不相同，就像每个人的睡眠需求各不相同一样。有研究表明，17个小时不睡觉就会损害认知能力，延长反应时间，这种伤害的程度几乎相当于酒后驾驶。

睡眠不足对大脑的前额叶有特殊影响，而这一区域是我们解决问题，推理，组织、计划、执行其他高级认知任务的"指挥中心"。同时，前额叶还参与躯体和精神的活动，与丘脑背内侧核共同构成觉察系统，是精神活动的最主要场所。

前额叶

逻辑思维控制区。睡眠不好会导致我们做出一些不必要的冒险行为

顶叶

科学家们认为，当我们困倦时，顶叶这个多任务处理区域会被召唤去帮助其他区域，从而影响其效率

睡眠与大脑

大脑的不同区域发挥着不同的作用，但都需要良好的睡眠来使其能力达到最佳。

海马回

它是与存储记忆有关的区域，在睡眠期间执行一些关键的记忆任务

杏仁核

我们的"情绪中心"，失眠会使它变得更加活跃、不稳定

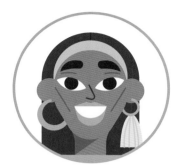

睡眠充足的人对
表情的解读更积极

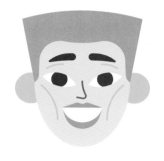

当一个人判断图像中
人物的情绪时

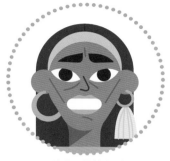

睡眠不足的人对
表情的解读更消极

充足的睡眠对于大脑有效存储信息至关重要，这些信息还可以帮助我们做出重要决定。在不同的睡眠阶段和睡眠周期中，大脑会将不同类型的信息巩固为记忆。（见第44页、第45页）

研究发现，睡眠不足不仅会损害我们的思考能力，还会让我们意识不到自己的思考能力已经受损。一些研究对象的认知能力在长期失眠后已经有了明显的下降，但他们仍感觉良好，觉得自己做出来的决定是很正确的。降此之外，睡眠不足还可能妨碍我们的灵活性，即快速接受新信息或适应变化的能力。

第二天早上

在日常生活中，睡眠不足导致认知能力下降造成的后果通常只会给我们带来轻微的困扰，毕竟我们身边很少有大事发生。然而，美国挑战者号航天飞机爆炸导致机组人员死亡后，调查人员发现项目中的一些关键管理人员在前一天晚上的睡眠不足两小时，也许就是睡眠不足和早班工作导致他们做出了一些糟糕的决策。

消极观念

睡眠不足的人更倾向于从消极的角度看待这个世界。研究表明，在向人们展示一系列不同表情的人物图像后，睡眠不足的人总会解读出更多负面情绪，而睡眠充足的人的解读更加积极。

保证身体机能正常运转所需的最短睡眠时长是多少？

必需的基本睡眠时长因人而异，受许多因素影响，这些因素包括年龄、健康状况、运动水平和压力水平。

一般来说，成年人每天需要7~9小时的睡眠，这样大脑和身体才能完成只有在睡眠时才能完成的所有必要的任务。只要连续几个晚上每晚只睡四个小时，心率、血压、情绪和记忆力就会受到影响。不过，在我们重新开始正常的睡眠之后，这些影响就会减轻直到消失。尽管许多人说他们每晚只要睡5~6个小时就能很好地工作，但事实是，这里面的大多数人都存在长期睡眠不足的问题。

真的有"短眠者"吗？

一些人（全球不到1%的人）由于基因的异常，天生就能在睡眠不足的情况下保持身体健康。一种名为 *DEC2* 的基因发生突变似乎可以使身体分泌更多促食欲素，从而唤醒我们，让我们保持警觉。研究表明，有这种基因突变的人只睡六个小时左右就能保证白天的表现不受睡眠不足的影响。同时，一些"短眠者"还可能有另一种罕见的 *ADRB1* 基因突变，这种突变会影响其睡眠觉醒周期。

虽然现在没有简便的测试方法来确认一个人是否天生就是一个"短眠者"，但如果一个人总是活力满满、做事高效、睡眠较少，并且有具有相似特征的亲戚，那么他就可能是这个特殊群体中的一员。

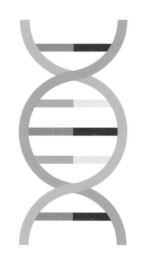

让人保持清醒的基因

自人类首次发现"短眠基因"以来，科学家们又发现了两种可能会导致短眠的基因突变。

有"长眠者"吗？

全世界大约有2%的人患有嗜睡症。他们每天都需要10~12小时的睡眠，但在白天仍然会感到困倦，还会打盹儿。

这种过度睡眠可能由许多不同的原因造成，有遗传原因，也有可能是处方药的副作用或抑郁症的症状。另外，某些特定的睡眠障碍会缩短或扰乱夜间的睡眠，促使患者在白天花更多的时间来弥补夜间睡眠的缺失。

研究表明，习惯性睡过头和睡眠不足一样有害健康，这两种情况（睡得太多和睡得太少）都会提高我们患某些疾病的风险。

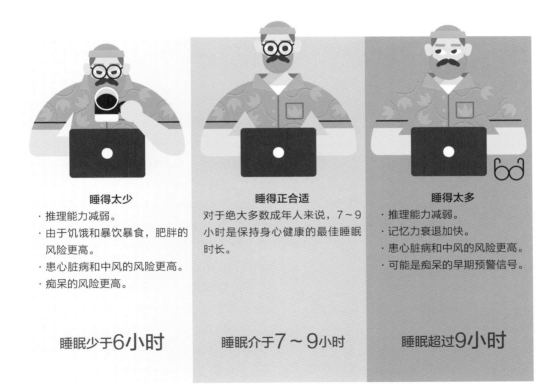

睡得太少

· 推理能力减弱。
· 由于饥饿和暴饮暴食，肥胖的风险更高。
· 患心脏病和中风的风险更高。
· 痴呆的风险更高。

睡眠少于6小时

睡得正合适

对于绝大多数成年人来说，7～9小时是保持身心健康的最佳睡眠时长。

睡眠介于7～9小时

睡得太多

· 推理能力减弱。
· 记忆力衰退加快。
· 患心脏病和中风的风险更高。
· 可能是痴呆的早期预警信号。

睡眠超过9小时

什么是微睡眠?

有时候,在一个漫长而无聊的会议上,我们的头会突然歪向一边,然后我们会猛地回到现实中。还有的时候,我们泡茶时会昏头昏脑地把茶包的包装扔进开水壶里。这些都是微睡眠的表现。

微睡眠是一种短暂的、不由自主的、无意识的状态。微睡眠一般持续2~3秒,我们甚至可能意识不到微睡眠的存在,但我们的脑电活动会清楚地表明我们在那个时候已经睡着了。在微睡眠中,我们的感官会变得迟钝,对周围的世界反应迟缓甚至没有反应。进入微睡眠时,我们不一定会闭上眼睛,因此,如果我们看到某人眼神呆滞,正在走神,那他很可能就处在微睡眠的状态里。

是什么导致了微睡眠?

当我们没能保证足够的睡眠时,睡眠压力就会居高不下,并可能在任何时候达到峰值。这时,一旦我们的大脑发现机会,比如我们在一个乏味的会议上走神了,就会打开"睡眠开关",暂时"熄灯"。

睡眠不足是导致微睡眠的主要原因。轮班工作者,尤其是那些轮班模式多变的人(如医务人员),最容易进入微睡眠。除此之外,有睡眠障碍的人,比如患有嗜睡症或睡眠呼吸暂停的人,也可能经常进入微睡眠。

避免微睡眠的唯一方法是解决睡眠不足的问题。如果无法实现(如家里有一个新生儿时),我们要抓住一切可能的机会睡觉。这样做可以保证我们能够安稳地度过这段睡眠不足的时期,而不会对健康造成长期伤害。

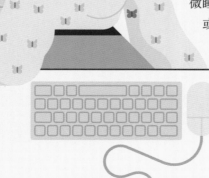

疲劳驾驶有多危险？

想一想，你是否有过在开车的时候慢慢地闭上了眼睛的经历？相信很多人的答案是"是！"。疲劳驾驶非常普遍，并且是交通事故发生的重要原因。

我们如果在开车时昏昏欲睡，判断力就会减弱，反应也会变慢，甚至都发现不了危险。同时，昏昏欲睡的驾驶员很有可能在开车时进入微睡眠（见第194页），特别是在漫长而单调的驾驶过程中。虽然微睡眠一般只持续几秒，但即使是最短暂的意识丧失也可能带来灾难性的后果，因此我们千万不要在劳累、困倦的时候开车。

怎样远离危险？

如果睡眠不足或患有睡眠呼吸暂停的人恰好是轮班工作者或要在夜间跑长途，那么他就很有可能在工作或开车的时候昏昏欲睡。要知道，仅仅一个晚上的睡眠不足就会严重减弱我们的警觉性。因此，如果我们感到很累，在开车前就要慎重考虑，打开车窗或调大音乐声并不能抵抗闭眼的冲动。

如果在开车时出现以下情况，请尽快停止驾驶：

打哈欠；

眼皮沉重；

难以集中注意力，比如走神错过了转弯；

在车道上"漂移"；

没看到减速带并飞速通过。

在得到充足的休息之前，不要再驾驶了。无论中断行程有多不方便，我们都别无选择。疲劳驾驶会危及自己和他人的安全。

在英国的高速公路上发生的事故中，约有 **20%** 与睡眠有关。

咖啡缓解疲劳

暂时缓解疲劳的好方法是喝杯浓咖啡，然后小睡30分钟。咖啡中的咖啡因大约需要30分钟才能发挥作用，它会在我们醒来的时候为我们"提神打气"。

睡眠不足会得阿尔茨海默病吗？

越来越多的研究表明，睡眠可以预防阿尔茨海默病，但那些宣称一夜睡不好就会导致阿尔茨海默病的新闻却只能引发我们的焦虑。

研究发现，β-淀粉样蛋白在脑组织的细胞外呈丝状蛋白样沉积。它积聚时会形成团块，也就是所谓的斑块，破坏脑细胞的营养供应，杀死细胞，导致神经退化，破坏记忆。在阿尔茨海默病患者的脑血管和脑内可见β-淀粉样蛋白的大量沉积。

睡眠不足的人体内的β-淀粉样蛋白水平略高于正常水平，这使得科学家们认为睡眠不足与阿尔茨海默病之间可能存在某些联系。

τ蛋白

研究表明，τ蛋白在中枢神经系统的神经元中非常丰富，可能在睡眠和阿尔茨海默病之间的关系中发挥着重要作用。阿尔茨海默病患者的大脑中发现了异常的τ蛋白聚集，而睡眠不足似乎会导致τ蛋白增加。这可能是因为在非快速眼动睡眠Ⅲ期中，大脑会分泌无色、透明的脑脊液，而脑脊液可能具有给大脑"洗澡"的作用，可以清除一些有害的大分子代谢产物，包括β-淀粉样蛋白和τ蛋白。睡眠中断可能意味着错过了这一重要的"清洗"环节。

目前，对于高水平的β-淀粉样蛋白或τ蛋白会不会增加阿尔茨海默病的发病风险的研究还进行中，睡眠可能只是影响阿尔茨海默病的一个方面。

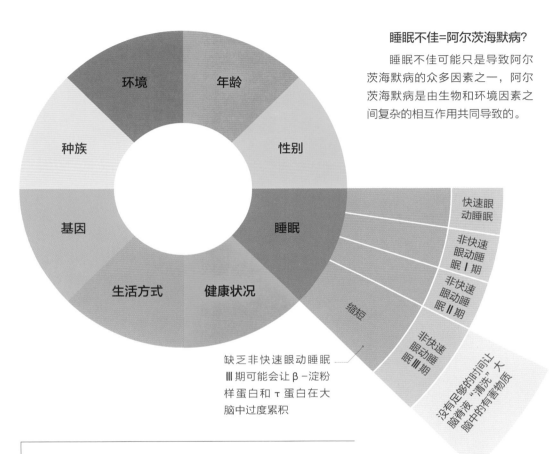

环境

年龄

种族

性别

基因

睡眠

生活方式　健康状况

快速眼动睡眠

非快速眼动睡眠 I 期

非快速眼动睡眠 II 期

缩短

非快速眼动睡眠 III 期

没有足够的时间让脑脊液"清洗"大脑中的有害物质

缺乏非快速眼动睡眠 III 期可能会让 β−淀粉样蛋白和 τ 蛋白在大脑中过度累积

睡眠不佳=阿尔茨海默病?

睡眠不佳可能只是导致阿尔茨海默病的众多因素之一，阿尔茨海默病是由生物和环境因素之间复杂的相互作用共同导致的。

现在下定论为时尚早

没有明确的证据表明，经常缺觉会提高患阿尔茨海默病的风险。当然，睡个好觉肯定能促进身体健康，帮助身体和大脑减缓衰老的过程。

科学家们正在深入研究睡眠与阿尔茨海默病之间的关系。大规模的研究很快就能告诉我们，通过增加非快速眼动睡眠 III 期来降低神经退化的风险是否可行。

长期承受压力对我们的睡眠有什么影响？

"压力"这个词对不同的人的意义不同，从生物学角度讲，它是一种特定的生理反应，能让身体处于高度警觉状态。

应激反应是交感神经系统对潜在的威胁（压力源）做出的反应。一旦触发应激反应，交感神经系统会引导身体做出各种改变，让我们拥有足够的能量和注意力来应对面临的威胁。

压力对身体的影响

短期压力（如开车时差点儿撞到围栏）或者中期压力（如即将到达工作时间表上的最后期限）都不太可能对我们的睡眠产生巨大的影响。但长期存在的压力会对睡眠、身体健康和幸福感产生不良影响。

应激激素皮质醇在我们的睡眠觉醒周期中发挥着至关重要的作用（见第16页）。皮质醇的分泌会在晚上自然减少，以帮助我们入睡，又会在早上增多，以唤醒我们。如果身体处于持续面对压力的状态中，高水平的皮质醇就会破坏我们的昼夜节律，阻碍睡眠，这会让我们错过重要的休息和修复时间。

同时，在这种情况下（面对持续的压力），皮质醇的水平可能一直很高，我们就会陷入"压力循环"中，最终导致健康问题，比如免疫力下降、消化不良、代谢功能紊乱、心脏病、焦虑或抑郁等。

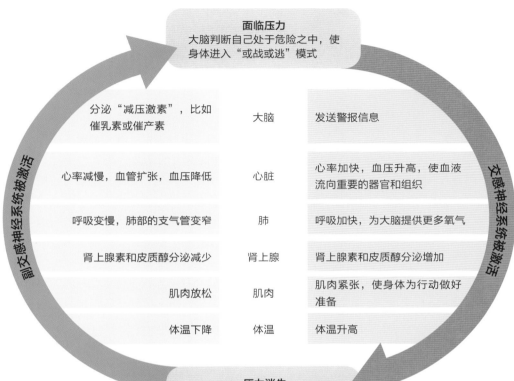

副交感神经系统被激活		交感神经系统被激活
面临压力 大脑判断自己处于危险之中，使身体进入"或战或逃"模式		
分泌"减压激素"，比如催乳素或催产素	大脑	发送警报信息
心率减慢，血管扩张，血压降低	心脏	心率加快，血压升高，使血液流向重要的器官和组织
呼吸变慢，肺部的支气管变窄	肺	呼吸加快，为大脑提供更多氧气
肾上腺素和皮质醇分泌减少	肾上腺	肾上腺素和皮质醇分泌增加
肌肉放松	肌肉	肌肉紧张，使身体为行动做好准备
体温下降	体温	体温升高
压力消失 大脑判断自己不再处于危险之中，使身体回到"休息和消化"模式		

"管理"压力，创造更好的睡眠

为了更好地入睡，身体需要让交感神经系统"安静下来"，让副交感神经系统起主导作用。副交感神经系统能够有效地扭转压力导致的皮质醇水平过高对我们的影响，使身体回到平衡状态，脱离高度警觉状态。找到能够成功激活副交感神经系统的方法有助于我们"管理"压力。正念冥想（见第114页、第115页）和舒缓的瑜伽（见第70页、第71页）对激活副交感神经系统很有帮助。

压力对我们的影响

压力会激活交感神经系统，让我们为接下来的行动做好准备。一旦压力消失，副交感神经系统就会被激活，来平息应激反应。如果压力一直存在，身体就会一直处于高度警觉状态。身体长期处于这种状态对我们的健康是有害的。

为什么我们会说梦话？

说梦话是一种比较常见的睡眠现象，是我们在睡眠中无意识地讲话、唱歌、哭泣、大笑或发出声音，清醒后不能回忆的现象。

研究表明，人们在说梦话时最常说的是"不"，并且说脏话的频率是白天的大约800倍！

说梦话在儿童中更为常见，随着大脑发育得越来越成熟，大多数儿童长大后不再说梦话。对于儿童来说，男孩和女孩说梦话的可能性大概是一样的；对于成年人来说，男性更容易说梦话。目前，我们还不清楚人为什么会说梦话。

我们通常认为，说梦话多发生在人们做紧张、情绪化的梦时，也就是在快速眼动睡眠阶段，但事实上，我们在睡眠的各个阶段都有可能说梦话。

无须担心

说梦话本身没有害处，也不需要任何治疗，尽管它可能会给说梦话者的同睡者造成一点儿困扰。如果你经常被室友半夜的唠叨声吵醒，戴硅胶耳塞睡觉会有帮助。或者，你可以试着在房间里放置能够产生白噪声或粉红噪声的机器或生活中常见的物品（如电风扇）。

成年人说梦话的常见诱因包括压力、焦虑、抑郁、睡眠不足、咖啡因、酒精和一些药物。不过，说梦话也可能与其他更严重的睡眠问题（如睡眠呼吸暂停）有关，并且似乎会在家族中遗传。

如果你担心说梦话会给自己带来麻烦，那么请放心，科学和法律都不承认梦话是有意识的、理性思维的产物，因此不会有任何机构承认你说的任何梦话！

有大约**50%**的10岁以下的儿童会说梦话，而只有大约**5%**的成年人会说梦话。

为什么会梦游？

就像说梦话一样，所有年龄段的人都可能会梦游，但梦游在儿童中更为常见。

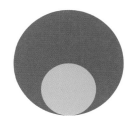

约有
17%
的儿童经常梦游。

梦游是在睡梦中无意识地起床行走，或从事某些活动，醒来对此一无所知的表现。除了简单地四处游荡，人们还可能会在梦游时穿衣服、搬家具，甚至有人还想开车！梦游可以持续几秒到30分钟不等。

目前，我们对梦游的原因还不完全清楚，但我们确切地知道，梦游通常发生在进入睡眠的2~3个小时内，就是在我们进入深睡眠的时候。梦游可能由许多外部因素引发，比如压力、酒精、生理或精神疾病、睡眠不足或睡眠时间不稳定，并且梦游也有家族遗传性。通常，随着年龄的增长，一个人的梦游次数会减少，只有2%~4%的成年人经常梦游。这可能是因为随着年龄的增长，深睡眠的时长会慢慢减少。

保证梦游者的安全

尽管梦游对健康没有直接影响，但还是有一定的危险的，因为梦游的人可能会把自己"游"到危险之中。研究表明，梦游者可能感觉不到疼痛，许多人在受伤后还能保持睡眠甚至继续梦游。

如果我们身边的人在睡觉时会梦游，我们要想办法降低他们在梦游时发生事故的风险。

相信很多人听过这种说法：把梦游的人叫醒是十分危险的，但这并没有科学依据。相反，轻轻地叫醒梦游的人，让他安心，然后引导他回到床上继续睡觉是最安全的做法。

为什么我们会在晚上或睡觉时不停地吃东西？

有的人会在醒来后发现自己周围都是食物，但是不知道这些食物是怎么来的。还有的人总要在深夜吃饭，否则无法入睡。这些人可能深受睡眠饮食失调或夜食症之苦。

睡眠饮食失调和夜食症被一些科学家归类为进食障碍，而另一些科学家将其归为睡眠异态（睡眠中发生异常动作、行为、情绪、事件的一组睡眠障碍）。无论如何归类，这两种情况（睡眠饮食失调和夜食症）都很难自愈，需要专业的治疗。

睡眠饮食失调

睡着的人可以自己准备好食物和饮料，然后进食，这简直不可思议，但对于那些患有睡眠饮食失调的人来说，这是一个再熟悉不过的事实。睡眠饮食失调更常见于女性，通常，这些人在醒来后完全不记得自己做了什么，或者只记得一点点。睡眠饮食失调会增加肥胖和患2型糖尿病的风险。除此之外，患有睡眠饮食失调的人还可能在烹饪时受伤，或因食用不合适或有害的食物而产生过敏反应，甚至窒息。

引发睡眠饮食失调的原因包括服用药物、睡眠不足及其他睡眠问题、情绪障碍等，这可能是因为这些人体内能够抑制食欲的激素（瘦素，见第17页）在睡眠时没有正常分泌。

据估计，有**1%～3%**的成年人患有睡眠饮食失调。

夜食症

夜食症指以持续的夜间进食异常及所伴随的心理行为问题为特征的一种精神病理状态。

当身体向大脑发出迫切需要食物的信号后，夜食症患者便会在一天中最不适合吃东西的时间吃得过多。患有夜食症的人在晚餐后、睡觉前会吃很多食物，晚上醒来后还要吃一些食物才能重新睡着。这种症状在饮食不规律的人群或者没时间吃饭的人群中更常见。此外，节食也可能使人患夜食症。

患有夜食症的人通常体重超标，还经常面临抑郁、滥用药物或形象不佳等问题。和睡眠饮食失调一样，夜食症也是在女性中更为常见。

积极寻找治疗方法

患有睡眠饮食失调或夜食症的人通常不愿意寻求帮助，他们经常会在遭受痛苦几年之后才愿意就医。这是因为他们会觉得羞耻，害怕因肥胖或吃得多而被他人议论，或害怕没人相信他们是病人。长此以往，夜食症便可能导致焦虑和抑郁，以及更多健康问题。

睡眠饮食失调和夜食症是可以治疗的。药物治疗有一定的效果，改变生活方式和精神疗法可以预防病情恶化。

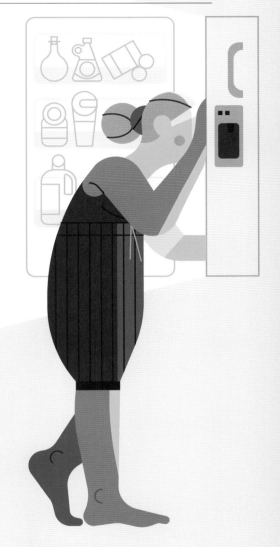

午夜饥饿

夜食症患者的进食冲动在一天中会不断增加，并在临睡时达到顶峰，通常还会伴随着情绪低落或焦虑。早晨，夜食症患者通常没什么胃口。

睡眠不足会影响性生活吗？

如果夫妻生活不能满足夫妻一方的期待，那么夫妻双方就可能需要重新审视自己的睡眠了。

睡眠和性密切相关。性爱可以缓解精神压力，促进"快乐激素"的分泌，还可以增进夫妻之间的感情。如果我们睡得不错，性欲就会增强。

疲惫被称作"激情杀手"。睡眠不足的人没有精力，就什么事情都不愿想、不想做，更不用说性了。我们困倦时，睡眠压力（见第14页、第98页）会促使我们选择睡眠而不是性。研究表明，某些睡眠障碍（如阻塞性睡眠呼吸暂停）与勃起功能障碍和性欲降低也有关。

疲劳还会阻碍影响性欲的激素（睾酮和雌激素）的分泌。研究表明，健康的年轻男子如果每晚只睡五个小时，一周之后，他的睾酮水平就会下降10%～15%。

缺乏睡眠还会提高应激激素（皮质醇）的水平，进而使会引发"或战或逃"状态的应激反应让更多血液从性器官转移到其他部位，最终导致性欲降低或勃起功能障碍。研究表明，皮质醇水平较高的女性的性欲和兴奋度都较低。

激素和性欲

前一晚睡得不好，第二天应激激素水平就会升高，而性激素就会保持在较低的水平上。相反，休息好之后，在积极情绪的作用下，夫妻双方开展亲密关系和性生活的可能性更大。

图例

▬ 皮质醇
▬ 睾酮

第一天

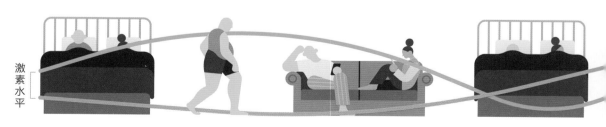

激素水平

睡眠不佳　　　疲劳导致易怒、压力大　　　夫妻之间互动少　　　夫妻双方都提不起欲望

重获平衡

好消息是，我们可以通过增加睡眠来提高性生活质量。研究表明，前一天多睡一小时，第二天夫妻之间发生性行为的可能性会增加约14%。

为了重获睡眠和性爱之间的平衡，我们可以尝试以下几个方法：

规定每天的"放松时间"

睡觉前，夫妻两人用一小时一起放松一下，建立亲密关系。在这个阶段不要关注性，仅仅是放松和亲密相处。如果两个人都觉得自己身心疲惫，可以尝试做20分钟舒缓的瑜伽或伸展运动来恢复精力，唤醒身体。

远离电子产品

准备休息时，关闭所有的电子产品，并始终将手机放在卧室之外。

分房睡觉

研究表明，睡眠和人际关系联系紧密。

一些夫妻发现，分房睡觉可以改善他们的性生活，尤其是对睡眠习惯有很大不同的夫妻来说。如果夫妻双方都能按照自己的需求改造睡眠空间，获得高质量的睡眠，他们之间的冲突就可能减少很多。

还有一些情侣说，不在自己的卧室里，而在另一半的卧室里"约会"会让自己有额外的期待和兴奋感。

第二天

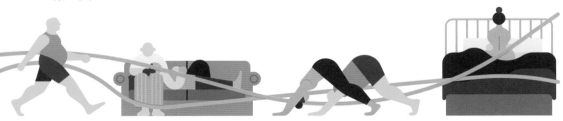

一夜好眠　　　　夫妻双方更加放松、亲密　　　　睡前做点儿轻松的运动　　　　夫妻双方对性充满期待

盲人会不会睡不好？

据估计，全世界约有1.85亿人在某种程度上存在视力障碍，其中许多人存在严重的睡眠问题。

因为我们的睡眠觉醒周期是由光线调节的，所以视觉障碍会影响睡眠的时长和质量。人们常常把失明误解为绝对的黑暗，而事实上，许多盲人和视力不健全的人都有一定的光感，这有助于让他们形成与24小时昼夜循环同步的睡眠觉醒周期。

活动性的周期

有视力障碍的人中，大约有10%的人完全没有光感，他们的光感受器不会受到刺激，就不会向大脑发出信号，也就无法与24小时昼夜循环同步睡眠觉醒周期。这会导致他们的睡眠觉醒周期是非24小的。一般来说，非24小时睡眠觉醒周期通常在23.8～25小时之间。

在这种情况下，他们的生物钟无法与24小时昼夜循环同步，会变成"自由运行"的生物钟。如果一个人的睡眠觉醒周期超过24小时，那么他可能会在某一天午夜才想睡觉，然后在第二天晚起，以此类推。如果这些人必须在特定的时间起床，由此产生的睡眠债便会不断累积，导致严重的睡眠不足，甚至会造成睡眠质量差、白天嗜睡等问题，还会加大患睡眠呼吸暂停的风险。在完全失明的人中，拥有非24小时睡眠觉醒周期的人占近70%。当然，视力正常的人也可能会有非24小时睡眠觉醒周期，长期轮班工作的人出现这种情况的可能性较高。我们可以向医生了解治疗非24小时睡眠觉醒周期障碍的方法，也可以适当使用褪黑素，但必须由医生根据具体情况开具处方。

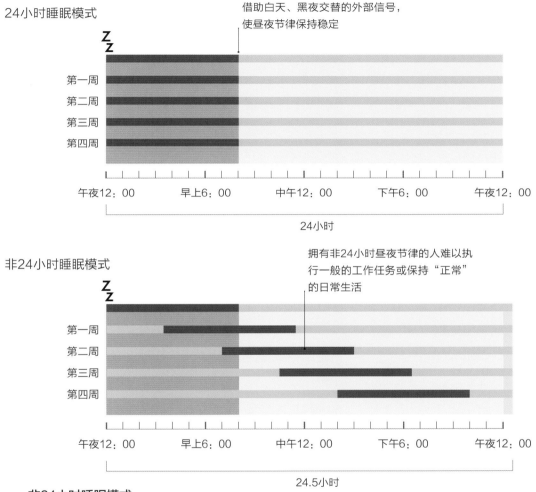

24小时睡眠模式

借助白天、黑夜交替的外部信号，
使昼夜节律保持稳定

第一周
第二周
第三周
第四周

午夜12：00　　　早上6：00　　　中午12：00　　　下午6：00　　　午夜12：00

24小时

非24小时睡眠模式

拥有非24小时昼夜节律的人难以执
行一般的工作任务或保持"正常"
的日常生活

第一周
第二周
第三周
第四周

午夜12：00　　　早上6：00　　　中午12：00　　　下午6：00　　　午夜12：00

24.5小时

非24小时睡眠模式

　　如果有视力障碍的人对光线有一定的敏感度，他们的昼夜节律大概率会和24小时昼夜周期同步，这样他们每天睡觉和醒来的时间就会相对固定。如果有视力障碍的人几乎不能感知光，他们的昼夜节律很可能会超过24小时或少于24小时，这会使他们每天感到困倦的时间越来越晚或越来越早。随着时间的推移，他们就会按照自己的非24小时睡眠模式来睡觉和醒来。

图例
■ 睡眠时间
■ 清醒时间

术语表

γ-氨基丁酸：一种中枢神经触突的抑制性递质。它在脑中含量较高，在脑的能量代谢中占有重要的地位。

边缘系统：包括皮质部、皮质下部的诸多结构，主要调节内脏活动、精神、情绪和记忆等。

发作性睡病：一种持续终身的、以白天过多的睡眠为特征的原发性睡眠障碍。

非快速眼动睡眠：人睡眠过程之一。此睡眠状态下我们的各种感觉功能减退，骨骼肌反射活动和肌紧张减退，但胃液分泌和发汗功能增强，人生长激素分泌明显增多。

副交感神经系统：属自主神经系统，负责对内部器官和腺体的无意识的调节。

激素：由生物体内特殊组织或腺体产生的，通过体液运送到特定作用部位的有机化合物。

交感神经系统：属自主神经系统，调节身体的无意识动作，其主要过程是刺激机体的"或战或逃反应"。

快速眼动反弹：由于睡眠或其他情况导致快速眼动睡眠减少，一段时间之后，为了维持正常的睡眠，快速眼动睡眠的时长会增加。

快速眼动睡眠：人睡眠过程之一。此睡眠状态下我们的呼吸和心跳变得不规则，全身肌肉放松。

脑电波：大脑皮层大量神经元的突触后电位总和的结果。我们在不同的睡眠阶段中产生的脑电波不同。

皮质醇：皮质醇是人或动物体内天然产生的糖皮质激素，有时可以用来专指基本的应激激素。

浅睡眠：非快速眼动睡眠Ⅰ期、Ⅱ期。在这一阶段，我们相对容易被唤醒。

入睡抽动：人在即将入睡时突然全身肌肉不自主地抽动。

深睡眠：非快速眼动睡眠Ⅲ期。在这一阶段，我们很难被唤醒，身体会进行自我修复，我们的体力会得到恢复。

神经递质：由突触前神经元合成并在末梢处释放，能特异性地作用于突触后神经元或效应器细胞上的受体，诱发其产生一定效应的信息传递物质。

生物钟：生命活动中特有内源性节奏的周期变化现象。

失眠：一种最常见的睡眠障碍形式，包括入睡困难型、维持睡眠困难型和早醒型。

失眠认知行为疗法：一种治疗失眠的方法，能够帮助我们识别、克服妨碍或干扰睡眠的问题、思想和行为。

视交叉上核：位于视交叉上方的一小圆形核团，参与昼夜节律和体内生物钟的调节。

授时因子：使生物体的内部时钟与地球的24小时光、暗周期和12个月周期同步的外源性环境因子，包括日光、饮食模式等。

睡眠觉醒周期：在睡眠和觉醒状态之间转换的周期，一般人的睡眠觉醒周期是24个小时。

睡眠债：所需的睡眠时长与实际睡眠时长之差。

睡眠惯性：被唤醒后立即出现的暂时性的低警觉性、迷惑、行为紊乱和认知能力、感觉能力下降的状态。

睡眠卫生：有助于改善睡眠的行为和环境方面的建议。

睡眠效率：睡眠总时长与卧床时长之比乘100%。

睡眠压力：想要睡觉的冲动。醒着的时候，睡眠压力会不断积累；睡觉的时候，睡眠压力会逐渐减少。

睡眠异态：睡眠中发生异常动作、行为、情绪、事件的一组睡眠障碍。

睡眠周期：睡眠存在的一个生物节律，每个睡眠周期大概为90～100分钟，大多数人每晚会经历4～5个睡眠周期。

松果体：位于中脑两上丘之间的凹陷内，是神经内分泌转换器，能分泌褪黑素。

褪黑素：松果体产生的一种胺类激素，可以改善睡眠。

微睡眠：一种短暂的、不由自主的、无意识的状态，俗称打盹儿，一般持续2～3秒。

下丘脑：位于丘脑腹侧的脑组织，是调控内脏活动、内分泌功能、情绪、行为等的中枢。

腺苷：由核糖或脱氧核糖连接腺嘌呤形成的核苷。一般来说，我们醒着的时间越长，腺苷水平就越高。

血清素：参与调节痛觉、情绪、睡眠、体温、性行为等活动的神经传递物质，与褪黑素的分泌密切相关。

应激反应：个体经过对应激源的认知评价后，出现的一系列心理和生理的变化。

昼夜节律：生命活动随昼夜24小时或大约每24小时的周期性变化。

阻塞性睡眠呼吸暂停：因睡眠时鼻和鼻咽、口咽和软腭、舌根部肌肉松弛严重，阻塞呼吸道，进而引发的气流停止流通达10秒或更长时间的状况。

索引

参考资料

81 Leproult, R., Van Cauter, E., Effect of 1 Week of Sleep Restriction on Testosterone Levels in Young Healthy Men. JAMA 2011 Jun 1; 305(21): 2173‑2174; DOI: 10.1001/jama.2011.710

82～83 Finan, P. H., Goodin, B. R., & Smith, M. T. (2013). The association of sleep and pain: an update and a path forward. The journal of pain : official journal of the American Pain Society, Dec 2013; 14(12), 1539‑1552. DOI: 10.1016/j.jpain.2013.08.007

91 Erland LA, Saxena PK. Melatonin Natural Health Products and Supplements: Presence of Serotonin and Significant Variability of Melatonin Content. J Clin Sleep Med. 2017 Feb 15;13(2):275–281. DOI: 10.5664/jcsm.6462

106～107 Raphael Vallat, Postdoctoral fellow Walker Lab, UC Berkeley; The Science of Dream Recall, July 2019; raphaelvallat.com/dreamrecall.html

125 Maren J. Cordi, Angelika A. Schlarb, Björn Rasch. Deepening Sleep by Hypnotic Suggestion. SLEEP, 2014; DOI: 10.5665/sleep.3778W

查阅完整的参考资料列表和内容，请登录：
www.dk.com/cn/information/science-of-sleep-biblio

关于作者

希瑟·达沃尔－史密斯离开设计行业后成了一名合格的心理治疗师，并获得了心理咨询、心理治疗以及失眠认知行为疗法的认证资格。目前，希瑟正在牛津大学学习睡眠科学，是一位在读研究生。她是伦敦睡眠中心的睡眠治疗师，同时还在网上和英国开设了自己的私人诊所。希瑟认为，良好的睡眠是通往幸福的必经之路。

作者致谢

佩特拉·霍克博士是我的同事兼好友。我跟她交流想法时，她认为睡眠是一个极好的选题。难以置信的是，DK居然采纳了我的选题。非常感谢道恩·亨德森和罗娜·斯基恩给我这位机会。罗娜绝对是个"超级明星"。我的编辑艾梅·朗戈斯是位奇迹创造者，设计师艾莉森·加德纳和插画师欧文·戴维也都极其出色，感谢他们把我的文字生动地呈现在人们的眼前。感谢伦敦睡眠中心的沙耶·易卜拉欣博士、卡琳娜·帕特尔博士、史蒂维·威廉斯、罗西·马斯格雷夫和海利·帕特里特。感谢我的临床主管珍妮特·克罗夫特一直以来对我的支持。同时，感谢睡眠科学领域众多人士的慷慨相助，他们是：杰西·库克、杰德·吴博士、柯尔斯坦·贝内迪克特博士、索尼娅·佩雷拉和艾利森·哈维教授。感谢你们不厌其烦地回答我提出的各种问题。感谢罗宾·达沃尔－史密斯博士、彼得·吉利佛博士、安娜·门席斯、洛娜·伊利、大卫·亚菲、瑞秋·伍德博士、丽莎·格林和格利尼斯·弗里曼，感谢你们在我的写作过程中给予的帮助和鼓励。

最后，我要对蒂姆和哈里说：如果没有你们无条件的爱和支持，我所做的一切都不可能实现，这（写作本书）是我们人生旅途中的又一次冒险。

DK致谢

DK要感谢编辑助理蒂亚·萨卡尔，校对约翰·弗兰德，索引编辑玛丽·洛里默，以及数据支持迪帕克·内吉。